全国医药高职高专护理类专业"十二五"规划教材

老年护理学

主 编 刘更新 李玉明

中国医药科技出版社

内 容 提 要

本书是全国医药高职高专护理类专业"十二五"规划教材之一,依照教育部教育发展规划纲要等相关文件要求,紧密结合卫生部执业护士资格考试特点,根据《老年护理学》教学大纲的基本要求和课程特点编写而成。

全书共分为 9 章,包括绪论、老年人各系统的老化改变、老年人的健康保健、老年人的心理健康护理、老年人的日常生活护理、老年人的用药护理、老年人的健康评估、老年人常见疾病及护理、老年人的临终护理。

本书适合医药卫生高等职业教育、函授及自学高考等相同层次不同办学形式教学使用,也可作为医药行业培训和自学用书。

图书在版编目(CIP)数据

老年护理学/刘更新,李玉明主编. —北京:中国医药科技出版社,2013.7

全国医药高职高专护理类专业"十二五"规划教材

ISBN 978 - 7 - 5067 - 6091 - 1

Ⅰ.①老… Ⅱ.①刘…②李… Ⅲ.①老年医学 - 护理学 - 高等职业教育 - 教材
Ⅳ.①R473

中国版本图书馆 CIP 数据核字(2013)第 082476 号

美术编辑 陈君杞
版式设计 郭小平

出版 中国医药科技出版社
地址 北京市海淀区文慧园北路甲 22 号
邮编 100082
电话 发行:010 - 62227427 邮购:010 - 62236938
网址 www. cmstp. com
规格 787mm × 1092mm ¹⁄₁₆
印张 8¾
字数 175 千字
版次 2013 年 7 月第 1 版
印次 2013 年 7 月第 1 次印刷
印刷 河北新华第一印刷有限责任公司
经销 全国各地新华书店
书号 ISBN 978 - 7 - 5067 - 6091 - 1
定价 19.00 元
本社图书如存在印装质量问题请与本社联系调换

全国医药高职高专护理类专业"十二五"规划教材
建设委员会

主 任 委 员 李一杰（泰山护理职业学院）

副主任委员（按姓氏笔画排序）

王志亮（枣庄科技职业学院）

王潮临（广西卫生职业技术学院）

吕春明（泰山医学院）

刘更新（廊坊卫生职业学院）

孙元儒（泰山护理职业学院）

张　庆（济南卫生护理职业学院）

胡月琴（皖北卫生职业学院）

黄惟清（北京卫生职业学院）

廖淑杰（通辽职业学院）

委　　　员（按姓氏笔画排序）

王安民（泰山护理职业学院）

王春芳（北京卫生职业学院）

吕子静（广西卫生职业技术学院）

安　艳（廊坊卫生职业学院）

李秀芝（泰山护理职业学院）

林忠文（广西卫生职业技术学院）

罗　蔓（广西卫生职业技术学院）

姜新峰（皖北卫生职业学院）

祖淑梅（通辽职业学院）

梁　萍（北京卫生职业学院）

秘 书 长 吴少祯（中国医药科技出版社）

办 公 室 浩云涛（中国医药科技出版社）

顾　　问 陈锦治（中华预防医学会公共卫生教育学会职教分会）

编委会 / 《老年护理学》

主　编　刘更新　李玉明

副主编　钟　华　王海鑫

编　委　(以姓氏笔画为序)

王海鑫（中国人民解放军总医院）

刘更新（廊坊卫生职业学院）

刘荔萍（唐山职业技术学院）

李玉明（廊坊卫生职业学院）

张晓惠（廊坊卫生职业学院）

钟　华（贵州省毕节市卫生学校）

编写说明

当前，我国医药高等职业教育教学已步入了一个新的发展阶段，教育部门高度重视，依托行业主管部门规范指导，各学术团体和高等院校也开展了更加深入的医药高等职业教育教学改革的研究。为贯彻落实《国家中长期教育改革和发展规划纲要（2010~2020年）》和全国医学教育工作会议精神，结合我国"十二五"规划关于医疗卫生改革的战略和政策，适应最新颁布的护士执业资格考试新大纲的要求，推动高质量教材进课堂，2012年9月，在卫生计生委人才交流服务中心的指导下，中国医药科技出版社联合中华预防医学会公共卫生教育学会职教分会，在总结"十一五"期间教材建设经验的基础上，组织泰山护理职业学院、广西卫生职业技术学院、北京卫生职业学院、廊坊卫生职业学院、通辽职业学院、济南护理职业学院等十余所院校，启动了全国医药高职高专护理类专业"十二五"规划教材的编写工作。

《国家中长期教育改革和发展规划纲要（2010~2020年）》提出当前我国职业教育应把提高质量作为重点，到2020年，我国职业教育要形成适应经济发展方式转变和产业结构调整要求、体现终身教育理念、中等和高等职业教育协调发展的现代职业教育体系。作为重要的教学工具，教材建设应符合纲要提出的要求，符合行业对于医药职业教育发展的要求、符合医药职业教育教学实际的要求。根据全国医药行业的现状和对护理高技能型人才的需求，医药高职高专教学公共核心知识体系和课程体系的建立、精品课程与精品教材的建设，成为全国医药高职高专院校护理类专业教学改革和教材建设亟待解决的任务。

在编写过程中我们坚持以人才市场需求为导向，以技能培养为核心，以医药高素质实用技能型人才培养必需知识体系为要素，规范、科学并符合行业发展需要为该套教材的指导思想；坚持"技能素质需求→课程体系→课程内容→知识模块构建"的知识点模块化立体构建体系；坚持以行业需求为导向，以国家相关执业资格考试为参考的编写原则；坚持尊重学生认知特点、理论知识适度、技术应用能力强、知识面宽、综合素质较高的编写特点。

本套教材根据全国医药高职高专院校护理类专业教学基本要求和课程要求进行编写，涵盖了护理类专业教学的所有重点核心课程和若干选修课程，可供护理及其相关专业教学使用。欢迎广大读者特别是各院校师生提出宝贵意见。

全国医药高职高专护理类专业"十二五"
规划教材建设委员会
2013年6月

前言 / PREFACE

随着科技的进步和社会经济的迅猛发展，人们的生活条件不断改善，人类的平均寿命也在逐渐延长，人口老龄化已日益成为世界各国关注的社会问题。为了满足老年人的健康需求，提高老年人的生存质量，当务之急是尽快培养出专业能力强、具有良好职业道德的"实用型"老年护理人才。

在《老年护理学》编写过程中，突出了职业教育培训的针对性和实用性、技术性和技能性、灵活性和多样性特点，以"精理论、强实践、精基础、强临床，培养实用技能型人才"为核心指导思想，体现整体护理的理念和人文关怀的精神，以护理程序为依据，强调标准化、科学化。

全书共分为9章，内容包括绪论、老年人各系统的老化改变、老年人的健康保健、老年人的心理健康护理、老年人的日常生活护理、老年人的用药护理、老年人的健康评估、老年人常见疾病及护理、老年人的临终护理。在教材编写过程中突出了以下特点：①突出老年护理的特点，内容上避免与其他学科（内科护理、外科护理等）重复；②每章前面均有学习目标，便于教师和学生把握教材内容；③每章中间设计了知识链接，拓展相关知识；④章节后有目标检测，书末附有参考答案，帮助学生复习；⑤在相关章节后附有实训内容，帮助学生学会相应的护理技能；⑥书末附有常用老年人评估量表，以供学生进一步查阅和学习。

本书主要供高职高专护理类专业学生和临床护理人员使用。

本书在编写过程中，得到了各位编者所在单位的大力支持，在此一并表示诚挚的谢意！

由于编者经验不足，知识水平和能力有限，错误与疏漏在所难免，不当之处，恳请专家、同仁、各位读者批评指正。

编　者
2013 年 3 月

目录 /CONTENTS

第五章 老年人的日常生活护理 / 35

第六章 老年人的用药护理 / 59

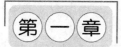

第一章

绪 论

1. 掌握老化的概念及特点、老年人的年龄划分标准及老龄化社会的划分标准。
2. 熟悉老年护理的范畴及老年护理的特点。
3. 了解老年护理学的概念、老年护理的发展以及老年护理人员的素质 要求。

【引导案例】

到 2000 年，全球总人口约 60 亿，而老年人口已达 6 亿，约占总人口的 10%，宣告全球进入老龄化社会，预测 2025 年全球所有国家或地区将进入老龄化社会。请问：

1. 老龄化社会的划分标准是什么？
2. 作为一名老年护理人员应该具备哪些素质？

随着人类寿命的延长，人口老龄化已日益成为世界各国关注的社会问题。老年人在生理、心理、社会适应能力等方面与其他年龄组人群有不同之处，同时老年人存在体弱多病、患病病程长、合并症及并发症多，甚至出现严重的生理功能障碍等特点，这些因素使得老年健康护理存在着特殊性。老年护理的任务就是研究老年人的健康问题，满足老年人的健康需求，为老年人提供优质的老年护理，提高老年人的生活质量，维护和促进老年人的身心健康，实现健康老龄化的战略目标。

第一节 老年护理学概述

老年护理学是以老年人为研究对象，从老年人的健康需求出发，研究生理、心理和自然、社会、文化教育等因素对其健康的影响，并运用护理程序解决老年人的健康问题，从而提高老年人生活质量的一门学科。它是护理学的一个分支，与社会科学、自然科学相互渗透。

一、老年护理的发展

（一）国外老年护理的发展

老年护理作为一门学科最早出现于美国。20 世纪 60 年代，美国已经形成了较为成熟的老年护理专业。自 20 世纪 70 年代以来，美国老年护理教育开始发展，特别是开展了老年护理实践的高等教育和训练，培养高级执业护士，具备熟练的专业知识技能和研究生学历，经过认证，能够以整体的方式处理老年人复杂的照顾问题。1967 年美国护理协会规定从事老年护理的执业者必须具备学士以上学历，社区开业护士要具备硕士以上学历，目前已形成了学士、硕士、博士等多层次老年护理人才梯队。美国老年护理的发展，对世界各国老年护理的发展起到了积极的推动作用。

（二）国内老年护理的发展

国内老年护理长期以来被划入内科护理学范畴，由于历史的原因影响了老年护理的发展。自 20 世纪 80 年代以来，中国政府对老年工作十分关注。国内老年护理体系最初是医院的对老年患者的护理，如综合医院成立老年病科。1988 年上海建立了第一所老年护理医院。1996 年 5 月中华护理学会倡导要发展和完善中国的社区老年护理，1997 年在上海成立老人护理院，随后深圳、天津等地相继成立了社区护理服务机构。直到 1998 年以后，老年护理学课程才在高等护理学院开设，最高学历仅是硕士。从事社区护理和老年护理的护士存在着学历低、人数少、知识结构老化等问题。

与发达国家相比，国内的老年护理教育还比较滞后，专业人才严重短缺。这种现状难以满足中国老龄人口的就医保健需求，国内的老年护理教育面临着严峻的考验。因此，我们应借鉴国外的先进经验，扩大老年护理教育的规模，提高老年护理教育的层次，加快专业护理人才培养，满足老年护理工作的需要。

二、老年护理的范畴

（一）老年护理主要工作与目标

老年护理的主要工作是评估老年人健康及功能状态，制订相应的护理计划，为老年人提供适当的护理和其他健康照顾服务，最后评价功能效果。主要内容包括维护和促进心理健康，预防及尽量减少急、慢性疾病所造成的残障，维持生命的尊严及舒适度，直到死亡。

老年护理的目标是促进老年人健康，避免疾病，加强老年人自我护理，使老年人现有能力得到进一步发挥，提高生存质量，从而延长老年人的健康预期寿命。

（二）老年护理的场所

各种养老机构（如老年护理院、日间或夜间老年人护理中心、老人之家等）、老年人家庭和社区、各种长期照顾老年人的机构、临终关怀中心、医院或门诊等均是老年护理的场所。

（三）老年护理人员的角色

老年护理人员的角色呈多元化形式。除了传统的护理照顾者角色外，还包括协调者、沟通者、个案管理者、咨询者、教育者、研究者、医疗团队的成员或领导者、维护老年人健康、权利的代言人和保护者以及社会活动者等。

三、老年护理的特点

（一）健康老年人的护理特点

1. 老年人的生理特点及护理

随着年龄的增长，老年人机体会出现一系列退行性改变。主要表现为组织器官储备能力减弱，各种功能衰退，免疫能力下降，对内、外界环境适应能力降低，容易出现各种慢性退行性疾病；视觉、听力减退，反应迟钝，活动能力和反应速度降低，手、足协调功能下降，生活自理能力差；平衡功能减退，容易发生跌倒、交通事故、烫伤等意外。因此，应注意保护老年人的安全，避免意外发生，必要时可帮助老年人使用手杖、助行器、助听器和老花镜等日常生活辅助用品；注意和老年人交谈时的语调、语速、语言的选择；做好健康教育，指导老年人进行健康运动、合理膳食及自我保健等。

2. 老年人的心理特点及护理

主要表现为精神活动能力减弱，运动反应时间延长，学习和记忆力减退以及人格改变和情绪变化。如记忆力下降、注意力不集中、孤独、自卑、多疑、抑郁以及情绪不稳、脾气暴躁等消极变化。因此，护理人员要尊重、理解老年人，以高度的责任心、爱心和耐心护理老年人，注重情感沟通，帮助老年人树立正确的生死观，使其身心得到抚慰和照顾。

3. 老年社会问题与护理

老年人由于离退休、经济收入减少、社会交往减少、丧偶等原因，使老年人的家庭角色和社会角色发生了改变，产生诸多不能适应的心理社会问题。因此，要加强老年社会学方面的研究，帮助老年人保持健康的心态，重新认识自身的价值，成立老年协会、老年大学、休闲娱乐活动中心，鼓励健康老年人再就业，多参与社会活动，促使老年人保持乐观的情绪和良好的心态，保证家庭和社会的稳定。

（二）患病老年人的护理特点

老年人由于组织器官功能逐渐衰退，机体的防御能力和反应性也会随之下降。老年患者其临床症状和体征、疾病进展、康复与预后有其特殊性，故应针对老年疾病的特点来护理老年患者。老年人的患病特点与护理要点如下。

1. 临床表现不典型

由于老年人的感受性降低，往往疾病已经较为严重时，却无明显的自觉症状，临床表现不典型。据统计，有35%~80%的老年人发生心肌梗死时无胸痛症状，表现为无痛性急性心肌梗死；49%的老年人患急性腹膜炎时无明显腹痛症状；严重感染时也仅仅出现低热，甚至不发热，容易被漏诊或误诊。因此，护理人员要仔细观察病情变化，及时发现不典型症状，准确评估老年患者的健康状况，为早期明确诊断提供依据，以免延误诊治。

2. 多种疾病同时存在

老年人患病常常在一个器官上同时有几种病理改变，在一个人身上还可能同时存在多器官、多种类的疾病。据统计，约有70%的老年人同时患有两种或两种以上疾病。由于多种疾病同时存在，导致病情错综复杂，故护理老年人应考虑周全，同时注意多方面的护理问题，避免顾此失彼，制订全面的护理计划，实施多种护理措施，才能满足老年患者的需要。

3. 病程长、恢复慢、并发症多

老年患者免疫力低下，机体抗病及修复能力差，导致病程长、病情恢复慢。由于各器官功能代偿能力降低，且长期卧床，因而容易出现多种并发症，导致病情危重。因此，护理老年人要特别注意观察病情变化，要有耐心，对预期目标不能操之过急，多进行有关疾病护理及预防并发症的健康教育，同时应鼓励老年患者及家属树立战胜疾病的信心，使老年人和家属共同参与康复护理计划的制定。

（三）养老机构老年人特殊心理需求及护理

1. 养老机构老年人的特殊心理需求

（1）苦闷与自卑　养老机构中的老年人与家庭、社会联系减少，难于直接感受温馨的家庭生活和丰富的社会生活，精神上容易产生压抑与苦闷，进而导致自卑。

（2）渴望亲情　居家的老年人一方面能直接得到子女的照料与慰藉，同时儿孙满堂也是老年人快乐的源泉。入住养老机构后，环境发生了改变，与居家老年人相比，缺乏子孙绕膝的家庭亲情。虽然在养老机构中的老年人年龄相仿，朝夕相处会有更多的共同语言和相同的兴趣爱好，但与原来的生活相比，常常会感觉活力不足，沉闷有余。人到老年，最渴望的就是亲情。

（3）自尊心强　老年人离开熟悉的家庭环境，来到养老机构，生活环境与生活方式发生了很大的变化，老年人往往产生"无用感"。因此，刚入住养老机构的老年人常常会表现出较强的心理防御机制，自尊心极强、敏感。有些不情愿入住的老年人，甚至不愿谈及入住原因及家庭情况。

（4）好胜心强　养老机构中拥有大量的同龄老年人。为了显示自己仍然有朝气、充满活力，在日常生活、身体锻炼或平时的琴棋书画等许多方面，老年人之间总喜欢相互较劲、相互竞争。

2. 养老机构老年人的心理护理

（1）充当"儿女角色"，真正体现"老人为本"理念　护理人员在养老机构中与老年人日夜相伴，要充满爱心、细心、耐心和责任心。特别是对平时缺少子女或无子女看望照顾的老年人，更应注意自己言行举止，说话语气、措辞要亲切，真正在思想上把老年人当成自己的长辈一样来对待。

（2）尊重老人，做到一视同仁　入住养老机构的老年人情况各异，但绝无高低贵贱之分。护理人员要尊重每一位老人，尊重其独立性和需要。无论老年人有何背景，均应一视同仁，并以此表达对个人内在价值的认同。

（3）采取个性化服务方式　老年人之间存在着一定的爱好兴趣和性格的差异。为满足每位老年人不同的需要，护理人员应因人而异，遵循"个性化"护理原则，针对老年人的具体情况采取不同的服务方式。如对性格外向、喜欢交谈的老年人，护理人员要帮助老年人实现愿望，充当耐心的倾听者，使其感到愉快和满足；对性格内向、孤独感强的老年人，要给予合理的心理疏导，让老年人积极面对生活的现实，增强老年人生活的信心，更好地适应养老机构的生活。

（4）鼓励和帮助老年人参加合理运动 合理运动对调节情绪、增强毅力、促使老年人保持健康的个性品质有着非常重要的作用。护理人员要帮助老年人树立正确的健康观，鼓励老年人积极参加适当的文体活动，并在养老机构有限的场地内组织一些符合老年人身心特点的活动，如太极拳、广场舞等。

（5）开展丰富多彩的活动，展示自我 每个老年人都希望自己的晚年生活充实而富有意义，养老机构中的老年人也需要一个表现自我的场所和机会。因此，应根据入住老人的兴趣和爱好组织一系列活动，如讲故事、表演合唱、种植花草、养鸟、钓鱼等，使老年人日常生活丰富多彩，在融融乐趣中不断获得美的享受和愉悦的体验，安享晚年。

四、老年护理人员的素质要求

老年人群具有其自身的生理、心理特点，也有更多的健康需求，因此，对从事老年护理的人员有一定的素质要求。

（一）职业素质

1. 高度的责任心和奉献精神

由于老年人生理、心理问题众多，老年患者病情复杂多变等特点，增加了护理工作的难度。因此要求护理人员具有高度的责任心、爱心和足够的耐心及奉献精神，严格履行岗位职责，护理工作一丝不苟，把满腔的热情全身心地投入到老年护理的全过程。

2. 良好的沟通能力和合作精神

老年护理需要多学科合作，护理人员是连接各专业人员的桥梁。因此，护理人员必须具备良好的沟通交流技巧及团队合作精神，良好的沟通交流可以使护理人员准确全面地评估老年人的状况，为确定护理诊断提供重要依据，也为护理措施的有效实施提供保证。同时，多学科团队的合作，能够更好处理同事之间、护患之间的关系，使之互相尊敬，团结协作，为老年人的身心健康创造和谐的人文环境。

（二）业务素质

老年患者往往病程长，身患数种疾病或多脏器功能受损，这就要求护理人员要全面掌握专业知识及相关专业知识。同时，还要不断了解和学习护理发展的新动向、新观念、新方法，熟练掌握各种护理操作技术，解决老年人的健康需要，更好地满足老年人健康等方面的需求。

（三）能力素质

老年人机体代偿功能较差，健康状况容易发生改变。因此，要求护理人员具备敏锐的观察力和准确的判断力，能及时发现老年人的问题及各种细微变化，对老年人的健康状况作出正确的判断，以便及早采取正确有效的措施，保证护理质量。

第二节　老化与人口老龄化

一、老化的概念及特点

（一）老化的概念

老化又称衰老，是生命现象的自然规律，人体从出生到成熟期后，随着年龄的增长，在形态和功能、心理方面的进行性、衰退性变化，称为老化。

老化可分为生理性老化和病理性老化。生理性老化是符合自然规律的，即机体随着增龄而发生的生理性、衰退性的变化，是一种正常老化现象。病理性老化是指在生理性老化的基础上，由于某些生理、心理、社会和环境等因素影响而引起的异常老化。两者很难严格区分，常常结合在一起，从而加快了老化的进程。

（二）老化的特点

1. 累积性

老化是机体结构和功能上发生的一些微小变化长期积累的结果，它并非一朝一夕所致，而是在日复一日、年复一年的岁月变迁中逐步出现的，这些变化一旦发生，便不可逆转。

2. 普遍性

老化是多细胞生物中普遍存在的现象，同种生物体的老化进程大致相同。

3. 渐进性

老化是一个持续渐进的演变过程，且逐渐加重，往往在不知不觉中出现了老化的征象，且同种生物所表现出来的征象相同。

4. 内生性

老化是生物体固有的特性（如遗传）。环境因素只能加速或延缓老化进程，但不能阻止老化。

5. 危害性

老化是机体结构和功能不断衰退的过程，导致机体功能下降乃至功能丧失，机体易感染疾病，终至死亡。

由此可见，老化是从生殖成熟后才开始或逐渐加速的，是可以预计的。在整个生命历程中，机体会越来越丧失功能，感染疾病，最终危及生命。

二、老年人的年龄划分标准

（一）中国老年人的年龄划分标准

1982 年 4 月，中华医学分会老年医学分会建议，把 60 岁作为中国划分老年的标准。现阶段中国老年人按时序年龄的划分标准为：45～59 岁为老年前期，即中老年人；60～89 岁为老年

> **知识链接**
>
> **中国民间关于年龄的划分界限**
>
> 三十而立，四十不惑，五十知天命，六十花甲，七十古稀，八十为耋，九十为耄。

期，即老年人；90～99 岁为长寿期；100 岁及其以上为寿星，即长寿老年人。

（二）世界卫生组织老年人的年龄划分标准

世界卫生组织对老年人年龄划分有两个标准：在发达国家，将 65 岁以上的人群定义为老年人；而在发展中国家（特别是亚太地区），则将 60 岁以上人群称为老年人。

随着社会的发展，人们的生活水平和健康水平得到很大提高，大多数老年人 60 岁仍然精力充沛。1995 年，世界卫生组织根据现代人生理、心理结构上的变化，将人的年龄界限又作了新的划分：44 岁以下为青年人；45～59 岁为中年人；60～74 岁为年轻老年人；75～89 岁为老老年人；90 岁以上为非常老的老年人或长寿老年人。

世界卫生组织的标准将会逐步取代中国与西方国家现阶段划分老年人的通用标准。

三、人口老龄化

（一）人口老龄化的概念

人口老龄化简称人口老化，它是指老年人口占总人口的比例不断上升的一种动态过程。影响人口年龄结构变化的两个主要因素是出生率与死亡率。人口老龄化是人类生命科学的发展与进步，是老年人口增多、人口平均寿命延长的标志。

（二）老龄化社会的划分标准

世界卫生组织对老龄化社会的划分有两个标准（表 1－1）。

1. 发达国家的标准

65 岁以上人口占总人口比例的 7% 以上，为老龄化社会（老龄化国家或地区）。

2. 发展中国家的标准

60 岁以上人口占总人口的 10% 以上，为老龄化社会（老龄化国家或地区）。

表 1－1 老龄化社会程度划分标准

老龄化社会程度	发达国家	发展中国家
青年型（老年人口系数）	<4%	<8%
成年型（老年人口系数）	4%～7%	8%～10%
老年型（老年人口系数）	>7%	>10%

（三）人口老龄化的现状与趋势

1. 世界人口老龄化趋势与特点

人口老龄化是世界人口发展的普遍趋势，是科学与经济不断进步的标志。到 2000年，全球总人口约 60 亿，而老年人口已达 6 亿，约占总人口的 10%，宣告全球进入老龄化社会，预测 2025 年全球所有国家或地区都将进入老龄化社会。世界人均寿命也不断延长，1950 年世界平均寿命为 45 岁，1995 年升至 64 岁，预计 2020 年为 72 岁，日本平均寿命高达 80 岁，一些发达国家，如澳大利亚、瑞典、加拿大、瑞士平均年龄已达 79 岁。世界人口老龄化特点：

（1）各国之间的人口老龄化差异随着时间的变迁越来越小；

（2）从总趋势看，男女平均寿命都在增长，但女性的增长幅度要明显大于男性；

（3）发达国家大多在人均 GDP 达 5000 美元至 1 万美元时进入老龄化，属于先富后老。

2. 中国人口老龄化趋势与特点

据调查，上海于1979年率先进入老龄化地区，北京1987年进入，随后是天津、江苏省、浙江省。2000年，中国与全球同步进入老龄化社会。据推测，2025年中国老龄人口将达到20%，2050年将达25%，达到人口老龄化的高峰。因此，老年护理将面临严峻的挑战。中国人口老龄化的特点如下。

（1）来势猛、进程快、数量大　2004年底，中国60岁及以上老年人口为1.43亿，2014年将达到2亿，2026年将达到3亿，2037年超过4亿，2051年达到最大值，之后一直维持在3亿~4亿的规模。

（2）"未富先老"特征显著　中国进入老龄化社会时人均GDP刚过1000美元。

（3）地区间老龄化速度不平衡　经济发达地区率先进入老龄化。

（4）城乡倒置显著　人口老龄化在世界其他国家通常是由城市逐渐向农村蔓延。但是，中国由于农村人口比例大，所以农村老年人口总数大大高于城市。

（四）中国人口老龄化带来的问题

人口老龄化特别是高龄化程度的不断加深，给政治、经济、文化和社会发展各个领域带来了一系列问题。

1. 社会负担加重

老年人口的增加使劳动年龄人口的比例降低，被抚养的老年人比例增高，加重了劳动人口的赡养负担。2001年底中国户籍人口调查结果显示，老年负担系数已达26.4%，即每100个劳动力人口要赡养26.4个60岁以上的老年人。预计2050年将达38.88%，此时劳动年龄人口与老年人口之比还不到3：1，即平均3个劳动年龄人口要养活1个老年人。

2. 社会保障费用增加

人口老龄化使国家用于老年人社会保障的财政投资逐年增加，政府负担大大加重。据统计，1990年到1999年，中国离退休职工数由3201万人增加到3727万人，年均增长了5.5%；与此同时，养老金支出由396亿元增加到2421亿元，年均增长22%，退休金支出相当于职工工资总额的比例由1990年的13.4%上升到1999年的24.5%。预计到2030年，中国离退休人员将增加到1.5亿多人，届时离退休人员将相当于在职人员的40%以上。

3. 家庭式养老功能减弱

由于城市家庭的人口代际结构模式呈现"四、二、一"（即四个老人、一对夫妇、一个孩子）或家庭少子女，从而使传统家庭式养老功能日趋减弱，家庭养老负担越来越重，急需依赖社会养老弥补家庭养老功能的不足。

4. 卫生服务需求量增加

随着人口老龄化和高龄化，老年人生理、心理等各种健康问题相继增多，老年人患病率高，患有慢性病者约占60%~70%，而且有不少老年人生活不能自理。因此，用于老年人的医疗、保健、护理和康复等服务方面的卫生资源需要量将大大超过其他人群。

老年人除了健康需求外，还要及时合理地解决一些特殊需要，如养老问题、再婚问题、合法权益问题以及建设适合于老年人的住宅、街道，增加老年人所需要的社会服务等问题。因此，能否解决好老年人的问题，不仅关系到老年人的生活质量，而且关系到社会的稳定与发展。

（五）中国解决人口老龄化问题的策略

根据中国实际情况，在充分借鉴国外经验的同时，逐步探索出具有中国特色的老龄问题解决对策。

1. 加快经济发展

根据中国人口年龄结构发展预测，在 2025 年之前，中国抚养系数低，老年人口占总人口的比例开始上升，但年龄结构相对年轻，劳动力资源充足，因此，必须加快经济发展速度，提高社会承受力，为人口老龄化高峰期的到来奠定坚实的物质基础。

2. 建立和完善社会保障制度

提高老年人的经济保障能力，完善退休制度。加快和完善以家庭养老为基础、社区养老为依托、机构养老为补充的社会与政府扶持相结合的养老体系。完善养老保险制度和医疗保险体系，加强老年人口的医疗保健与生活照料等，使社会保障体系更加科学化、制度化和规范化。

3. 发展老年人福利服务

进一步建立和完善社区养老福利设施，扩大养老范围，加强社区为老年人服务的功能，为老年人创造舒适、安全、经济方便的社会服务环境。

4. 营造健康老龄化环境

所谓健康老龄化，一方面是指在老龄化社会中，多数老年人处于生理、心理和社会功能的健康状态，同时社会和经济发展不受过度人口老龄化的影响；另一方面是指老年人在晚年能够保持躯体、心理和社会生活的完好状态，将疾病或生活不能自理推迟到生命的最后阶段。在健康老龄化的基础上提出了积极老龄化的新概念，它强调老年群体和老年人不仅在机体、社会、心理方面保持良好的状态，而且要积极面对晚年生活，作为家庭和社会的重要资源，继续为社会做出贡献。

实现健康老龄化和积极老龄化目标，需要个体、家庭、社会和国家等多层面的共同努力，如老年人个体应加强身体锻炼，增强自我保健意识，充分发挥各自的余热。家庭应主动承担养老责任，在生活、精神和经济上给予支持。社会应大力营造敬老、养老、助老的风气，提高为老年人服务的功能。国家要完善各项政策，加快社会养老服务的法制化进程，建设各项社会保障制度。

目标检测

1. 老年护理学研究对象是（　　）

    A. 老年人的生活质量　　　B. 老年人的尊严　　　　C. 老年人这个特殊群体

    D. 老年人与社会适应　　　E. 老年人的生理与心理

2. 老年护理作为一门学科最早出现于（　　）

A. 中国   B. 英国   C. 美国

D. 日本   E. 韩国

3. 在发达国家 65 岁以上老年人口达到以下哪个数值标志着这个国家属于成年型国家
（   ）

A.4% ~7%   B.6% ~9%   C.8% ~10%

D.10% ~12%   E. >8%

4. 中华医学会老年医学分会于 1982 年建议 60 ~89 岁为（   ）

A. 老年前期   B. 老年期   C. 长寿期

D. 中年期   E. 年轻老年人

5. 下列哪项不属于老化特征（   ）

A. 累积性   B. 普遍性   C. 渐进性

D. 危害性   E. 规律性

6. 评价一个国家或地区人口老龄化的重要指标是（   ）

A. 老少比   B. 性别比   C. 老年人口系数

D. 健康期望寿命   E. 平均期望寿命

（刘更新 王海鑫）

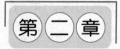

老年人各系统的老化改变

学习目标

1. 掌握老年人感觉器官、循环系统、运动系统、神经系统老化特点。
2. 熟悉老年人呼吸系统、泌尿系统、消化系统的老化特点。
3. 了解老年人内分泌系统老化特点。

【引导案例】

李先生，72 岁，患高血压和糖尿病 5 年余，平时活动自如。午睡时突然听到电话铃响，立即起床接电话而发生晕倒。请问：

1. 老年人发生晕倒的主要原因是什么？
2. 老年人的血管会发生哪些退化改变？

随着增龄，人体各组织器官将发生一系列结构和功能的改变，即出现生理性衰老现象。了解老年人各系统老化改变，分析生理性衰老与各疾病之间的关系，对维护和促进老年人健康具有重要意义。

第一节　感觉器官的老化改变

一、视觉的改变

1. 角膜

进入老年期，角膜表面的微绒毛显著减少，导致角膜上皮干燥和透明度降低，视力减退；角膜的直径轻度变小或呈扁平化，使角膜的屈光力减退引起远视及散光。

2. 晶状体

随着增龄，晶状体密度加大，弹性明显降低，使晶状体的调节功能和聚焦功能逐渐减退，视近物能力下降，出现"老视"；晶状体浑浊，易发生老年性白内障；晶体悬韧带张力降低，影响房水回流，导致眼压升高。病理性眼压升高可引起视神经损害和视力障碍，发生青光眼。

3. 玻璃体

玻璃体随着增龄而老化，其老化的主要表现为液化和后脱离。脱离的玻璃体随着眼球转动时，牵拉视网膜可引起"散光感"。

4. 视网膜

进入老年期，老年人可出现眼底动脉硬化，视网膜变薄，脉络膜变厚，黄斑变性，视力减退。患有高血压或糖尿病的老年人，易发生结膜下出血。

二、听觉的改变

随着增龄，老年人鼓膜变厚，弹性降低，听小骨退行性改变，关节纤维化和钙化及关节囊玻璃变性，降低了关节活动度，从而影响声音的传导；听神经功能逐渐减退，使老年人听力逐渐丧失，严重者导致老年性耳聋。首先从高音频听力减弱开始，逐渐地一些中、低频的声音也会受到影响，出现老年性重听。随着听力敏感度的普遍下降，交流时往往需要提高音量，但老年人又会感到刺耳不适，造成与老年人沟通障碍。

三、味觉的改变

随着增龄，老年人味蕾逐渐萎缩，数量逐渐减少，味觉功能逐渐减退。主要表现为对酸、甜、苦、辣敏感性降低，对咸味更迟钝；老年人口腔黏膜细胞、唾液腺逐渐萎缩，唾液分泌减少，导致老年人口干、说话不畅及影响食物的吞咽。

四、嗅觉的改变

随着增龄，老年人嗅神经数量减少、萎缩、变性。嗅觉的敏感性逐渐减退、迟钝，对气味的分辨能力下降，引起食欲减退；对一些有害气体、变质食物等敏感度降低，使老年人对危险环境辨别能力下降。

五、本体觉的改变

随着增龄，触觉小体数量减少，触觉小体和表皮连接松懈，使触觉敏感度下降，对温度觉、痛觉敏感性下降；由于神经细胞缺失，神经传导速度的减慢，使老年人对躯体部分认知能力、立体判断能力下降，导致位置觉分辨能力的下降。本体觉的改变使老年人对伤害性刺激不敏感，在日常生活中易发生意外伤害。

六、皮肤的改变

老年人皮肤脂肪减少，弹力纤维变性、缩短，使皮肤松弛、弹性差，出现皮肤皱纹，以面部皱纹出现最早且最显著。老年人皮脂腺萎缩、皮肤变得干燥、粗糙、无光泽、甚至脱屑。老年人由于脂类物质代谢异常，脂褐质生成增多，形成稍隆起皮肤表面的黑棕色的色素沉着斑，称老年斑。

第二节 呼吸系统的老化改变

一、呼吸道的改变

1. 鼻的改变

老年人的鼻道变宽，鼻腔黏膜变薄，鼻黏膜的加温、加湿和防御功能下降，容易患鼻窦炎及呼吸道感染；嗅神经细胞数量随增龄而减少、萎缩、变性，使嗅觉减退；鼻黏膜干燥，血管脆性增加及收缩能力差，容易发生血管破裂出血。

2. 咽、喉的改变

随着增龄，老年人的咽、喉黏膜和淋巴组织萎缩，使老年人容易患呼吸道感染；咽喉肌肉退行性变，现吞咽功能下降，在进食流质时易发生呛咳。

3. 气管、支气管的改变

老年人气管和支气管黏膜上皮和黏液腺退行性改变，纤毛运动减弱，防御和清除能力下降，容易患老年性支气管炎。

二、肺的改变

老年人的肺组织萎缩，硬度加大，弹性下降，易导致肺不能有效扩张，终末细支气管和肺泡塌陷，使肺通气不足。另外，由于弹性纤维和胶原纤维减少，肺弹性回缩能力减弱，肺活量与最大呼气量减少。

三、胸廓和呼吸肌的改变

老年人由于胸椎退行性改变，骨质疏松、椎体塌陷，因而胸椎弯曲后凸、胸骨前突，引起胸腔前后径增大，横径相对缩小，呈桶状胸；老年人呼吸肌萎缩，肌力减弱，膈肌活动减小，使呼吸效能降低。所以，老年人容易出现胸闷气短，咳嗽无力，痰液不易咳出，造成呼吸道阻塞。

第三节 消化系统的老化改变

一、消化道的改变

1. 口腔的改变

老年人牙齿咬合面的釉质和牙本质逐渐磨损，对冷、热、酸、甜等刺激易过敏，易产生酸痛；牙槽骨萎缩，牙齿部分或全部脱落，使咀嚼能力大为下降，从而影响食物的消化，容易发生营养不良；唾液腺萎缩，唾液分泌减少，影响了口腔的自洁作用和对淀粉的消化作用。

2. 食管的改变

老年人食管黏膜逐渐萎缩，黏膜固有层弹力纤维增加，可发生不同程度的咽下困难；食管下段括约肌压力的下降，胃、十二指肠内容物自发性反流，而使老年人反流性食管炎、食管癌的发病率增高。

3. 胃的改变

老年人胃黏膜变薄，平滑肌萎缩，弹力下降，胃腔扩大，易发生胃下垂；胃腺体萎缩，胃酸分泌减少，60岁下降到正常水平的40%～50%，对细菌杀灭作用减弱；胃蛋白酶原分泌减少，使胃消化作用减退，影响蛋白质、维生素、铁等营养物质的吸收，导致老年人营养不良、缺铁性贫血；老年人胃蠕动减弱，胃排空时间延长，使老年人容易发生慢性胃炎、胃溃疡、胃癌、消化不良等。

4. 肠的改变

老年人肠黏膜和肌层萎缩，小肠吸收功能减退，肠蠕动减低，排空时间延长，易造成老年人吸收不良、便秘等。

二、肝、胆的改变

老年人肝细胞萎缩，肝脏体积缩小，肝脏代谢功能减弱，容易造成肝纤维化和硬化。随着增龄，胆管弹力纤维增生，胆管壁增厚，胆汁量减少，胆汁浓度增高，使胆汁排放阻力增加。同时胆囊收缩功能减退，胆囊不易排空，易使胆汁淤积而发生胆囊炎、胆结石。

三、胰腺的改变

老年人胰腺重量显著减轻，胰腺的外分泌功能下降，脂肪酶分泌减少，但胰淀粉酶、胰蛋白酶与年轻人相同，脂肪酶减少影响了老年人对脂肪的消化吸收，易产生脂肪泻。胰腺分泌胰岛素的生物活性下降，导致葡萄糖耐量下降，容易患老年性糖尿病。

第四节　循环系统的老化改变

一、心脏的改变

老年人左心室壁因老化造成弹性减弱，会有增厚的现象，随着年龄的增加，心肌收缩力下降，心排出量减少，导致对各脏器供血减少；心脏瓣膜变硬，钙质沉着，瓣膜纤维化，弹性降低，瓣膜口狭窄或关闭不全，可出现心脏杂音；心肌的兴奋性、自律性、传导性均降低，而使老年人易发生心律失常。

二、血管的改变

老年人血管弹性纤维减少，胶原纤维增多，使血管增厚变硬，血管失去了原有的弹性，外周循环阻力增加，引起血压上升。血管硬化对压力的反应性降低，致使老年人由卧位突然变为坐位或立位时可出现血压下降，即发生体位性低血压。老年人易患动脉硬化、冠心病、脑血管意外等疾病。

第五节 泌尿系统的老化改变

一、肾脏的改变

随着增龄，肾脏体积逐渐缩小、皮质变薄、重量减轻。肾单位减少，肾小球变性、硬化，肾小管上皮细胞萎缩、脂肪变性，间质纤维化，肾血管硬化，弹性下降。老年人肾血流量随增龄而下降，肾功能减退，表现为肾小球滤过率下降，肾小管重吸收和排泌功能下降，调节水、电解质、酸碱平衡的能力降低。

二、输尿管的改变

老年人输尿管肌层变薄，支配肌肉活动的神经细胞减少，输尿管张力降低，将尿送入膀胱的速度减慢，并且容易反流，引起肾盂肾炎。

三、膀胱的改变

老年人膀胱肌肉萎缩，肌层变薄，纤维组织增生，使膀胱括约肌收缩无力，膀胱容量减少。故老年人容易出现尿外溢，残余尿增多，尿频，夜尿量增多等。

四、尿道的改变

老年人尿道纤维化变硬、括约肌松弛，尿液流出速度减慢或排尿无力，甚至出现排尿困难。

第六节 内分泌系统的老化改变

一、下丘脑的改变

随着增龄，下丘脑的重量减轻，血液供给减少，细胞形态发生改变。单胺类含量的改变和代谢紊乱，引起中枢调控失常，使老年人各方面的功能发生衰退，故下丘脑有"老化钟"之称。

二、垂体的改变

老年人垂体重量减轻，结缔组织增多，供血明显减少。腺垂体分泌的生长激素随年龄增长而降低，可发生肌肉萎缩，脂肪增多，蛋白质合成减少和骨质疏松等。抗利尿激素分泌减少，发生多尿，尤其是夜尿增多现象。

三、甲状腺的改变

老年人甲状腺体积逐渐缩小，发生纤维化和萎缩，甲状腺激素的生成减少，新陈代谢下降，蛋白质合成减少，使老年人基础代谢率下降，神经系统兴奋性降低，体温调节功能受损。

四、肾上腺的改变

老年人肾上腺重量减轻，肾上腺皮质变薄，出现以纤维化为特征的退行性改变和腺体增生。肾上腺功能减退，醛固酮水平下降，老年人对低盐饮食和利尿药反应降低。在应激状态下，儿茶酚胺分泌迟缓，使老年人对突发事件应激能力降低。肾上腺髓质分泌肾上腺素和去甲肾上腺素等均增加，使老年高血压的发生率增高。

五、性腺的改变

随着增龄，男性睾丸萎缩变性，生精上皮减少，精曲小管变窄，供血减少，致使性功能逐渐减退；女性卵巢细胞逐渐衰退死亡，可出现性功能和生殖功能减退。月经停止，出现围绝经期综合征的表现。

六、前列腺的改变

男性于 40 岁后前列腺开始衰老，60 岁后出现前列腺良性增生，导致尿道梗阻而引起排尿困难。前列腺素有防止凝血和扩张血管的作用，老年时期血中前列腺素含量减少，是发生动脉硬化的原因之一。

第七节　运动系统的老化改变

一、骨骼的改变

老年人骨骼中的有机物质如骨胶原、骨黏蛋白含量减少或逐渐消失，骨质发生进行性萎缩，骨小梁减少并变细，以致骨质密度减少而发生骨质疏松。椎间盘变薄，脊柱缩短，导致脊柱后凸，使身材变短。骨骼容易发生变形和骨折。

二、关节的改变

老年人关节软骨、关节囊、椎间盘及韧带发生老化和退行性改变。关节活动范围随年龄增长而缩小。

三、肌肉的改变

随着增龄，肌纤维变细，肌肉逐渐萎缩，其力量、弹性减弱，使老年人容易疲劳，出现腰酸腿痛。同时，老年人脊髓和大脑功能衰退，活动减少，导致老年人动作迟缓、笨拙，行走缓慢、不稳等，容易跌倒。

第八节 神经系统的老化改变

一、结构改变

老年人脑细胞减少，脑组织萎缩，脑重量减轻。脑萎缩以额、颞叶最明显。由于脑萎缩，可引起蛛网膜下隙增大、脑室扩大、脑沟增宽、脑回变窄。周围神经细胞数减少，髓鞘变薄。轴突和树突也伴随神经元的变性而减少，使运动和感觉神经纤维传导速度减慢。老年人脑动脉粥样硬化，容易发生脑血管意外。老年人血-脑屏障功能减弱，容易发生中枢神经系统感染性疾病。

二、功能改变

随着脑血管的退行性改变、脑血流量的减少及耗氧量的降低，老年人常出现记忆力减退、思维判断能力降低、反应迟钝等。而痴呆患者的记忆力下降常是不可逆的，且进行性加重。老年人的反射易受抑制，腹壁反射迟钝或消失；深反射，如踝反射、膝反射、肱二头肌反射减弱或消失。

目标检测

1. 老年男性患有良性前列腺增生可导致（　　　）

　　A. 尿道纤维化　　　　　　　　B. 尿道括约肌萎缩　　　　　　C. 尿失禁

　　D. 排尿困难　　　　　　　　　E. 药物排泄缓慢

2. 关于老年期运动系统的老化特点陈述不正确的是（　　　）

　　A. 肌力和弹性下降

　　B. 骨有机物含量减少或逐渐消失

　　C. 动作迟缓

　　D. 肢体畸形

　　E. 身材变短

3. 老年期皮肤老化的表现不包括（　　　）

　　A. 腺体减少，使皮肤干燥　　　　B. 皮肤触觉敏感性降低

　　C. 皮肤色素沉着增加　　　　　　D. 皮肤脂肪减少，使皮肤松弛

　　E. 皮肤增厚

4. 老年人脑萎缩引起的变化不包括（　　　）

　　A. 蛛网膜下隙增大　　　　　　　B. 脑室扩大　　　　　　　　　C. 脑沟增宽

　　D. 脑回变宽　　　　　　　　　　E. 以额、颞叶最明显

5. 老年人胃腺体萎缩，胃酸分泌减少，60岁下降到正常水平的（　　　）

　　A. 20%～30%　　　　　　　　　B. 40%～50%　　　　　　　　C. 10%～20%

　　D. 30%～40%　　　　　　　　　E. 50%～60%

6. 老年人感觉系统生理功能的老化不正确的是（　　　）

A. 味觉功能逐渐减退

B. 皮脂腺减少、皮肤变得干燥

C. 晶体悬韧带张力降低，导致眼压升高

D. 听神经功能逐渐减退，从低音频听力减弱开始

E. 嗅觉的敏感性逐渐减退

（李玉明）

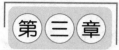

第三章

老年人的健康保健

学习目标

1. 掌握老年保健的基本原则、任务及策略，老年自我保健的具体措施。
2. 熟悉老年保健的重点人群。
3. 了解老年保健的概念。

【引导案例】

张大爷，70岁，身患高血压、糖尿病10余年。请问：

1. 作为老年护理人员，如何指导张大爷进行自我保健？
2. 老年自我保健的内容有哪些？

随着老年人口的增加，人口老龄化已成为世界各国关注的重要社会问题之一。老年人不但追求美好的生活，更向往着能提高生存质量。如何延长老年人的寿命，满足老年人的健康需求，提高老年人的生存质量，已成为护理领域的重要研究课题。做好老年保健工作是护理人员的责任和义务。

第一节 概 述

一、老年保健的概念

世界卫生组织老年卫生规划项目认为，老年保健是在平等享有卫生资源的基础上，充分利用现有人力、物力，以促进和维护老年人健康为目的，发展老年保健事业，使老年人得到基本的医疗、护理、康复、保健等服务。老年保健事业是以维持和促进老年人健康为目的，开展老年防病治病、康复、生活方式指导和健身等一系列的保健活动。

老年保健组织对于保障老年人的健康和生活有着重要意义。近年来，老年人的保健组织和机构在不断发展和健全，保健设施不断完善。在老年保健中，护理工作应该发挥更大的作用。

二、老年保健的重点人群

1. 高龄老年人

高龄老年人是体质脆弱的人群，其群体中的人大多患有慢性病，并且往往患有多种疾病，对医疗保健需求大。联合国预测：到2025年，中国75岁以上老年人占65岁以上老年人口比例将增加到14.1%。

2. 独居老年人

随着社会的进展，家庭小型化趋势越来越明显，老年人独自生活的居多。独居老人对医疗保健需求量增多，如何为老年人提供健康服务，如送医送药上门，定期巡诊，提供健康咨询等，是全社会都应关注的问题。

3. 丧偶老年人

随年龄增长，丧偶老年人增多，其中女性丧偶的概率大于男性。丧偶的老年人发生心理障碍的概率高于有配偶者，对于丧偶的老年人，身心健康受到一定影响，常常导致原有疾病复发或患抑郁症。

4. 患病或近期出院的老年人

老年人患病后身体虚弱，生活自理能力差。近期出院的老年人，因病情未完全康复，需要继续治疗和康复。因此，从事社区医疗保健人员应做好定期家庭随访和病情观察。

5. 有精神障碍的老年人

老年人的精神障碍常见于老年痴呆患者，包括脑血管性痴呆和老年性痴呆。老年痴呆患者，生活自理能力差，严重患者无自知力，并伴有严重营养障碍，加重病情。所以，医护人员和全社会都应关注精神障碍的老年人。

> **知识链接**
>
> ### 21世纪全球养老新理念
>
> ①养老由满足物质需求向满足精神需求方向发展；②养老原则由经验养生向科学养生发展；③养老目标是动态的，由长寿到目前的健康，再到21世纪老龄化社会的尊严，总之，由追求生活质量向追求生命质量转化；④21世纪的养老将彻底摆脱功利色彩，养老的意义由安身立命之本向情感、心理依托转化。

第二节　老年保健的基本原则、任务和策略

一、老年保健的基本原则

1. 全面性原则

老年人的健康包括躯体、心理和社会生活三方面的健康，所以老年保健也应该是全方位和多层次的。全方位主要指老年保健不仅要重视躯体健康，还要重视心理卫生及精神健康、社会适应和生活质量等问题；多层面主要指老年保健涉及疾病预防、治疗、康复和健康促进等层面。

2. 区域化原则

区域化原则就是以社区为基础组织实施老年保健服务。主要体现在通过家庭、邻

里与社区建立医疗保健和生活照料服务，便于帮助老年人克服困难，使老年人更好地生活。同时老年保健要从老年群体的健康水平出发，将治疗、护理、康复、保健融为一体，并充分发挥老年人的主观能动性，以预防为主开展健康教育。

3. 费用分担原则

由于日益增长的老年保健的需要和日益紧缩的财政支持，所以老年保健费用的筹集已经成为老年保健管理的一大难题，特别是发展中国家情况尤为突出。解决这一问题的方法是坚持"风险共同承担"原则，即由政府、保险公司和个人共同承担。

4. 功能分化的原则

老年保健的功能分化是随着老年保健的需求增加，在对老年保健的全面性有充分认识的基础上，对老年保健的各个层面有足够的重视，具体体现在老年保健计划、组织、实施和评价等方面。如老年人可能存在特殊的生理、心理和社会问题，不仅需要从事老年医学研究的医护人员，还应该有精神病学家、心理学家和社会工作者参与老年保健，这就需要在老年保健的人力配备上有明确的功能分化。

5. 个体化原则

个体化原则体现在采用多学科的不同方法，对老年人的健康进行多方面、个体化的评估，在此基础上提出适合个体的治疗和长期监护计划。

二、老年保健的任务

老年保健的任务就是运用老年医学知识开展老年病的防治工作，指导老年人的日常生活和健身锻炼，提高健康意识和自我保健能力，延长老年人的健康预期寿命，提高老年人的生存质量。因此，老年保健任务的完成需要依赖一个完善的医疗保健服务体系，即需要在老年人医院或老年病房、中间服务机构、社区及临终关怀设施内，充分利用社会资源，做好老年保健工作。

1. 老年人医院或老年病房的保健护理

护理人员应掌握老年患者的临床特征，运用老年医学和护理知识配合医生有针对性地做好住院老年患者的治疗、护理工作和健康教育工作。

2. 中间服务机构中的保健护理

中间服务机构指介于医院和社区家庭的保健机构，如老年人护理院、老年人疗养院、日间老年护理站、养（敬）老院、老年公寓等。中间服务机构的老年保健护理，可以增进老年人对所面临的健康问题的了解和调节能力，指导老年人每日按时服药、康复训练，帮助老年人满足生活需要。

3. 社区家庭中的医疗保健护理

社区家庭中的医疗保健护理是老年保健的重要工作内容之一，这种服务形式可以减少社会对医疗的负担，有利于满足老年人不脱离社区、家庭环境的心理需求，并能解决老年人基本的医疗、护理、健康保健、康复服务等需求，是方便老年人医疗服务的主要形式。

三、老年保健的策略

中国老年人口数量约占世界老年人口的1/4，目前国家的经济实力还不能满足日益增长的老化需求。根据中国经济现状，建立符合中国国情的老年保健制度和体系是老年保健事业的关键。针对老年人的特点和权益，可将中国的老年保健策略归纳为"老有所养"、"老有所医"、"老有所乐"、"老有所学"和"老有所为"。

1. 老有所养

老有所养是老年人的合法权益。目前家庭养老仍然是中国老年人养老的主要形式，但是由于家庭养老功能的逐渐弱化，养老必然由家庭转向社会，特别是社会福利保健机构。建立完善社区老年服务设施和机构，增加养老资金的投入，确保老年人的基本生活和服务保障，将成为老年人安度幸福晚年的重要方面。

2. 老有所医

老年人随着年龄的增长，健康问题和疾病逐渐增多。"老有所医"关系到老年人的生存质量。中国目前医疗保障制度不尽完善，大部分老年人由于经济困难，不能支付昂贵的医疗费用。要改善老年人口的医疗状况，就必须首先解决好医疗保障问题。只有深化医疗制度的改革，逐步实现社会化的医疗保险，运用立法的手段和国家、集体、个人合理分担的原则，将大多数公民纳入这一体系当中，才能改变目前支付医疗费用的被动局面，真正实现"老有所医"。

3. 老有所乐

老年人辛苦一生，理应受到家庭和社会的尊重，有权继续享受生活的乐趣。有条件的地区应为老年人的"所乐"提供条件，使老年人正确和科学地参与社会文化活动，提高身心健康水平和文化修养。

4. 老有所学

老年人在体力和精力上逐年下降，但老年人有丰富的经验和广博的知识，是社会的宝贵财富。老年人仍然可以继续发展。1983年全国第一所老年大学创立。老年大学为老年人提供了一个再学习的机会，也为老年人的社会交往创造了有利的条件。老年学员通过在老年大学学习，精神面貌发生了很大改观，生活变得充实而活跃，身体健康状况也有明显改善。

5. 老有所为

在人口老化日益加剧的今天，"老有所为"在一定程度上也可以缓解劳动力缺乏的矛盾；同时，"老有所为"也为老年人增加了个人收入，对提高老年人在社会和家庭中的地位及进一步改善自身生活质量起到了积极的作用。作为老年人可将自己的知识和经验直接用于社会活动中，如从事各种技术咨询服务、医疗保健服务、人才培养等。也可以间接参与社会发展，如献计献策、社会公益活动、编史或写回忆录、参加家务劳动支持子女工作等。

第三节　老年人自我保健

一、老年人自我保健的概念

老年人自我保健是指健康或罹患某些疾病的老年人，利用自己所掌握的医学知识和科学的养生保健方法，简单易行的康复治疗手段，依靠自己和家庭或社区的资源对身体进行自我观察、诊断、预防、治疗和护理等活动，不断地调适和恢复生理及心理的平衡，逐步养成良好的生活习惯，建立一套适合自身健康状况的养生方法，达到增进健康、防病治病、提高生活质量、推迟衰老和延年益寿的目标。

自我保健活动应包括两部分：一是自己主动学习掌握一些基本医学知识，不断获得自我保健知识，按照科学的方法规范自己的生活行为，并形成某种机体内在的自我保健机制，以达到预防疾病的目的；二是利用学习和掌握的保健知识，严密监视个人的健康状况，若有不适及时就医，以求早期诊断、早期治疗或在医生的指导下，学会自我调整、自我治疗。

二、老年人自我保健的内容

老年人自我保健的内容包括适应环境变化、学习健康知识、保持与增进健康的行为习惯、积极参加社区保健活动等。作为老年人应积极参加社区的各种预防保健活动，如健康检查、预防接种、改善环境卫生、针对性的健康教育等，不断提高自我保健意识，增强自我保健能力。

三、老年人自我保健的具体措施

老年人自我保健的具体措施有自我观察、自我治疗、自我护理、自我预防、自我急救等。

1. 自我观察

老年人通过"视、触、听、嗅"等方法观察自身的健康状况，以及时发现身体异常或危险信号，早期诊治。自我观察的内容包括：体温、脉搏、呼吸、血压的监测；食欲、大小便及睡眠情况；机体各系统功能的变化情况等。老年人应学会和掌握自我观察的基本技巧，如体温、脉搏、呼吸、血压的测量方法，糖尿病患者血糖及尿糖的监测方法等。

2. 自我预防

自我预防的方法有建立健康的生活方式，养成良好的生活、饮食、卫生习惯，不吸烟、不饮酒；调整和保持良好的心理状态，对不良的心理因素应加强自我调控、自我解脱；坚持适度运动、科学锻炼。

3. 自我治疗

自我治疗包括治疗和康复两部分。治疗主要指对轻微损伤和慢性病的自我治疗。如患有慢性心肺疾病的老年人可在家中使用氧气枕、小氧气瓶等吸氧；糖尿病患者可学会自己进行皮下注射胰岛素；常见慢性病患者的自我服药等。康复主要是针对慢性病康复期，采用非药物治疗法进行调理和功能锻炼，以增强体质，提高生活质量，促进机体早日恢复健康。

4. 自我护理

自我护理是根据自己的病情，运用家庭护理知识进行自我保护、自我照料、自我参与和自我调节等护理活动。自我护理是增强生活自理能力，进行自我健康维护的良好途径。

5. 自我急救

（1）熟知急救电话和指定医院。

（2）外出时随身携带自制急救卡，写明姓名、年龄、联系电话、指定医院、血型及主要疾病等关键内容。

（3）患有心绞痛的老年人应随身携带急救药盒。

（4）患有心肺疾病的老年人家中应常备氧气装置。

目标检测

1. 老年人自我保健的具体措施不包括（　　）

　　A. 自我观察　　　　　　　　B. 自我预防　　　　　　　　C. 自我护理

　　D. 自我急救　　　　　　　　E. 严重病的自我治疗

2. 老年保健费用分担原则是指（　　）

　　A. 政府和保险公司承担　　　　B. 保险公司和个人承担

　　C. 政府、保险公司、个人承担　　D. 政府和个人承担

　　E. 个人承担

3. 以社区为中心来组织实施老年保健服务是下列哪项老年保健原则（　　）

　　A. 全面性原则　　　　　　　B. 功能分化原则　　　　　　C. 区域化原则

　　D. 个体化原则　　　　　　　E. 费用分担原则

4. 根据特定的国情和传统文化，中国主要的养老模式应为（　　）

　　A. 居家养老　　　　　　　　B. 老年公寓养老　　　　　　C. 养老院养老

　　D. 日间护理院养老　　　　　E. 社区养老

5. 李大爷，72岁，经常到老年活动中心参加体育文娱活动，并热心参与社会公益活动，这主要体现了老年保健策略中的（　　）

　　A. 老有所乐　　　　　　　　B. 老有所学　　　　　　　　C. 老有所养

　　D. 老有所医　　　　　　　　E. 老有所为

（李玉明）

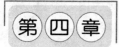

第四章

老年人的心理健康护理

学习目标

1. 掌握老年人常见心理问题及护理。
2. 熟悉老年人的心理特点及影响因素。
3. 了解老年人心理健康的概念、心理健康的标准、心理健康维护与促进的意义。

【引导案例】

李大妈，63 岁，2 个月前老伴因脑出血突然去世。老伴去世后，张大妈出现情绪低落、经常失眠、自责、悲哀、感到生活没有意义。

1. 你认为李大妈出现了什么心理问题？

2. 其护理措施有哪些？

进入老年期，老年人各种生理功能逐渐衰退，且易患各种慢性疾病，老年人的生活和社会交往因此受到影响，继而产生一系列心理反应。此外，老年人还要面对离退休、空巢、丧偶等社会生活状况的改变，老年人常会出现烦躁、焦虑、抑郁、情绪不稳等心理障碍。因此，了解老年人的心理变化，加强对老年人常见心理问题的护理很有必要。

第一节　老年人的心理特点及影响因素

一、老年人的心理特点

老年人心理变化主要有以下几个特点。

1. 脑功能下降，记忆力衰退，引起健忘

这是老年期最常见的症状。进入老年期后，由于机体各器官都在不同程度的衰退，记忆力、智力也在逐渐减退，但其程度有很大差异，并且与心理因素有密切关系。有的因本人的自信心不足，自认为智力减退，而实际上并非如想像的那么严重。老年人的记忆力下降是引起老年人健忘的主要因素。

2. 各种生理功能衰退，容易产生焦虑与抑郁的心理

老年人随着各种生理功能的衰退，精神情感变化日益明显，表现为内心空虚，容易出现焦虑、抑郁等情绪反应，常伴有不自信、自责、疑病、猜疑和嫉妒。

3. 自控能力差，情绪多变

当脑组织老化或伴有某些脑部疾病时，老年人会出现明显的情绪变化，往往情绪失控、爱发脾气，常常勃然大怒，情绪很难平静下来，其情绪激动程度与遭遇到的不顺心的事程度上不成正比。有时受周围环境影响，极易出现情绪高涨、低落、激动等不同程度的情绪变化，激动、天真、单纯等是其情绪多变的特征。

4. 趋向保守，容易固执己见

随着年龄的增长，许多老年人已养成了一定的生活习惯，并且这些习惯不断受到强化。因此，他们在评价和处理事物时，容易固执己见，不愿意接受新鲜事物以及新观念，趋向保守，不能正确认识和适应现代生活。

5. 害怕孤独，喜欢安静，导致矛盾性格

老年人由于神经抑制高于兴奋，多数人不喜欢嘈杂、喧闹的环境，喜欢在安静、清闲的环境中生活、工作和学习。有些老年人当他们离开熟悉的环境和工作岗位时，往往产生孤独、寂寞之感。在家庭中，不少老年人既愿意享受儿孙绕膝之乐，又对持续喧闹的环境感到心烦意乱，导致矛盾性格。

6. 希望健康长寿，易出现积极配合的性格

老年人都希望健康长寿，希望看到自己所从事过的事业蓬勃发展，看到儿孙们茁壮成长。因此他们都希望自己有一个健康的身体，一旦生了病则希望尽快治疗和痊愈，不给自己增加痛苦，不给晚辈增加负担，尽可能的健康长寿。

二、影响老年人心理变化的因素

到了老年期，不仅机体衰老速度加快，疾病增多，而且离退休、丧偶、再婚、经济窘迫、家庭不和等社会生活状况的改变，都对老年人的心理产生影响。因此，了解影响老年人心理变化的因素，加强对老年人常见心理问题的护理很有必要。

（一）生理因素

引发老年人心理变化最直接的因素是身体的衰老。虽然每个人衰老的速度不同，但衰老始终是不可避免地发生着，而死亡则是衰老的最终结果。生理的衰老和死亡的逼近对老年人的心理影响是转折性、持久性的，也是带有冲击性的。

1. 生理功能逐渐衰退

老年人感觉器官的退化对老年人心理产生一定的影响，使老年人不由自主地产生衰老感。进入老年期后，感觉器官开始老化，视力和听力逐渐减退，视野变得模糊，听觉下降，"耳背眼花"对外界感觉迟钝。触觉、嗅觉、味觉也在发生退行性变化，老年人对冷、热温度和味道的反应变得迟钝；运动神经和交感神经对神经冲动的传导减慢；脑细胞萎缩，记忆力下降。这些因素导致老年人对生活的兴趣和欲望降低，常感到生活索然无味；闭目塞听、孤陋寡闻；社交活动减少，常感到孤独和寂寞。

2. 疾病的增加

随着老年人各系统生理功能的全面衰退，老年人对环境的适应能力和对疾病的抵抗力逐渐下降，容易导致疾病的发生。老年人常患的冠心病、高血压、糖尿病以及各种癌症等疾病，使他们感到恐惧、悲伤、绝望，甚至产生轻生的念头。

3. 死亡的威胁

老年期是人生的最后一站，特别是身体的日渐衰退和疾病的不断缠身以及同龄人的相继去世，使老年人感到与死亡特别的接近。面对死亡，多数老人会表现出害怕、恐惧和悲观的情绪。

（二）社会因素

离退休是老年人职业生涯结束的标志，他们的生活范围从工作岗位回到家庭之中，社会角色发生了转变，而家庭中的经济状况、人际关系、老年人的婚姻状况、社会环境等社会因素对于老年人的心理也会产生重要的影响。

1. 老年人社会角色的转变

离退休导致了老年人社会角色的转变，由此引发老年人的心理发生波动和变化。离退休引起的老年人社会角色的改变体现在以下两个方面。

（1）从职业角色转变为家庭角色　老年人离退休后，离开了原有的工作岗位和社会生活，即从职业角色转入家庭角色，这种角色转变对老年人的生活和心理产生很大的冲击。首先，离退休意味着老年人经济收入的减少；其次，职业历程是实现自我价值的重要途径，而老年人正在丧失这一体验；再次，离退休打破了老年人在工作时养成的特定的生活方式和生活习惯，常使老人茫然不知所措。角色的转换导致老年人心理发生强烈的变化。

（2）从主角转变为配角　老年人离退休前，有自己的工作、人际关系和稳定的经济收入，在很多方面特别是经济方面能为子女提供方便，这使老年人在社会上有被认可、被尊重的荣誉感和成就感，在家庭中则有一家之主的权威感。离退休后，工作带来的成就感消失；同时经济收入的下降，在家庭中原有的主体角色和权威感也随之丧失，极易产生失落感、自卑感。

2. 老年人的家庭状况

离退休后的老年人常常以家庭内的活动为中心，家庭成为老年人的主要活动场所和精神寄托，因此，家庭结构、家庭经济状况、家庭成员间的人际关系等方面对老年人的心理将产生重要的影响。

（1）家庭结构　随着社会经济的发展，人们的生活方式和价值观念、特别是家庭观念和生育观念有了较大的变化，家庭规模逐渐缩小，许多年轻人成家后自立门户，不再与老人居住在一起。家庭的分化对老年人的生活和心理会产生一定的影响，这种分居难免使老年人感到孤独寂寞，倍尝思念儿孙之苦。

（2）家庭经济状况　家庭经济收入影响着人们的心理状况。对于老年人来说，如果经济环境比较宽松，往往会显得信心十足。相反，如果经济方面比较拮据，老年人可能会为生计发愁，容易产生焦虑不安的情绪。特别是一些患病的老年人处境会更艰难。这种情形，老年人时常需要子女或亲友的接济，使老人深感自己无用，形成自卑感。

（3）家庭成员间的人际关系　尊重和爱是老年人的重要心理需要，这种心理需要会在老年人与晚辈的交往中获得。如果家庭中人际关系和谐，气氛融洽，老年人会因此获得较大的心理满足。

3. 老年人的婚姻状况

婚姻对于每个人的生理和心理都会产生非常大的影响。美满的婚姻、和谐的夫妻关系令人快乐，充满幸福感，产生安全感和归属感，而不幸的婚姻则让人产生悲伤和痛苦等不愉快的情感。

离婚、丧偶和再婚是老年人遇到的主要的婚姻问题。社会外界对老年人婚姻，特别是对离婚和再婚的评价和看法在很大程度上影响老年人的心理。比如说，对于老人再婚，有些老人的子女或周围的人认为这是"不安分"而横加阻拦，甚至有些子女因为财产继承问题而竭力反对父母再婚，增加了老年人的心理负担。

4. 老年人的社会环境因素

社会环境对老年人的心理状态也会产生一定程度的影响。良好的社会风气有利于老年人积极心理的形成。例如，在公共汽车上为老人让座，在银行优先为老人提供服务，热心照顾孤寡老人等。良好的社会福利无疑为老年人幸福安度晚年创造了条件，对老年人的心理也将产生积极影响。

第二节　老年人常见的心理问题

一、焦虑

1. 焦虑的概念

焦虑是一种很普遍的情绪反应，是个体身心感受到威胁时的一种不愉快的情绪体验，包括指向未来的害怕不安和痛苦的内心体验、精神运动性不安以及伴有自主神经功能失调等三方面的表现。适度的焦虑可以促使个体更好地适应变化，以适当的方式应对压力源。但持久过度的焦虑会影响个体的身心健康，使老年人的食欲和消化功能下降影响到老年人的营养状况；长期的焦虑还会使老年人的免疫功能低下，使老年人容易患感冒及各种慢性病；严重的焦虑还可以成为老年人自杀的重要诱因。因此，对老年人的焦虑心理应该引起足够的重视。

2. 焦虑的原因

造成老年人焦虑的原因有：①体弱多病、动作迟缓、力不从心；②疑病症；③各种生活事件，如离退休、丧偶、空巢、再婚以及日常生活常规的打乱等；④某些疾病，如抑郁症、肾上腺肿瘤、甲状腺功能亢进、低血糖、体位性低血压等以及某些药物副作用，如抗胆碱能药物、咖啡因、β受体阻滞药、皮质类固醇等因素有关。

3. 焦虑的表现

焦虑分急性焦虑和慢性焦虑两类。

（1）急性焦虑的表现　主要表现为急性惊恐发作。老年人发作时突然感到不明原因的惊慌、紧张不安、心烦意乱、失眠、激动、哭泣，常伴有潮热、多汗、口干、面手发麻、脉搏加快、血压升高、尿频等自主神经功能失调的表现。严重时，可以出现胸闷、心悸、濒死感，并产生妄想和幻觉，一般持续几分钟到几小时之后症状缓解或消失。

（2）慢性焦虑的表现　主要表现为精神紧张持续较久。表现为经常提心吊胆，有不安的预感，注意力不集中。平时比较敏感，生活中稍有不如意就心烦意乱，易与他人发生冲突等。

4. 焦虑的护理措施

（1）指导和帮助老年人正确对待离退休问题，指导老年人保持良好的心态，乐天知命，知足常乐，保持情绪稳定，不要轻易发脾气。

（2）指导老年人学会自我疏导和自我放松，建立有节律的老年生活；帮助老年人的子女学会谦让和尊重老年人，理解老年人的焦虑心理，倾听他们的心声，关心体贴老年人。

（3）重度焦虑时应遵医嘱应用抗焦虑药物如地西泮、氯氮草等进行治疗。

（4）积极治疗原发病。

二、抑郁

1. 抑郁的概念

抑郁是个体在失去某种重视或追求的东西时产生的一种态度体验，是一种常见的情绪反应。患者内心体验多为不幸和无望，老年人的自杀通常与抑郁有关。

2. 抑郁的原因

导致老年人抑郁的原因主要有：①生理功能退化，疾病缠身致自理能力下降或丧失；②性格的改变，如孤僻、依赖、被动等；③社会因素的影响，如离退休、丧偶、子女分居、经济拮据等；④对事物消极的认知评价等。

3. 抑郁的表现

情绪低落、思维迟缓和行为减少是抑郁的主要表现，其中情绪低落是抑郁的显著特征。其典型症状为：兴趣减退甚至消失，无望、无助感，感到精神疲惫，缺乏动力，自我评价低。严重者感到生活或生命本身没有意义，常伴有失眠、悲哀、自责等，重者有自杀倾向。严重抑郁症老年人的自杀决心也较坚决，行动隐蔽，自杀成功率较高，应注意防范。

4. 抑郁的护理措施

（1）心理治疗　老年人要调整好心态，多与友人、家人交谈，多参加社交活动，明确生活目标，避免诱发因素，严防自杀。

（2）药物治疗　首选三环类抗抑郁药（如多塞平、阿米替林、丙米嗪）。

（3）电休克治疗　对药物治疗无效或对药物不良反应不能耐受者，有严重自杀企图和行为及伴有顽固的妄想症状者，有明确的躯体疾病不能用药物治疗者，可采用电休克治疗。

三、孤独

1. 孤独的概念

孤独是一种被疏远、被抛弃和不被他人接纳的情绪体验，是一种心灵的隔膜。老年人退休后，社会活动范围缩小，时常会感到失落、孤独、焦虑。据调查发现，近半数的老年人有孤独感。因此，解除老年人孤独感是不容忽视的社会问题。

2. 孤独的原因

导致老年人孤独的原因主要有：①社会因素，离退休后远离社会生活、丧偶、空巢家庭；②疾病因素，体弱多病，行动不便；③性格的改变，老年人性格变得孤僻。

3. 孤独的表现

老年人孤独的主要表现是孤独寂寞、无聊、社会活动减少，有度日如年之感，常偷偷哭泣、顾影自怜。如老年人伴有体弱多病，行动不便时孤独情绪会更加严重。长期孤独会给老年人带来一定的社会心理压力，促使老年人选择不良的生活方式，如吸烟、酗酒等，这些不良的生活方式会引起人体内分泌功能紊乱和免疫功能低下，容易发生高血压、糖尿病、癌症及其他疾病。有的老年人甚至出现自杀倾向。

4. 孤独的护理措施

家庭功能和社会支持是影响老年人孤独的重要因素。

（1）子女关怀　做子女的必须清楚老年人不仅需要物质的赡养，而且企盼心灵慰藉，希望得到满意的精神赡养。子女书信问候，节假日探访，都会给老年人带来莫大的欣慰。

（2）社会支持　社会要为老年人创造工作和学习的机会。

（3）个人参与　老年人要积极参加各种力所能及的有益于社会和家庭的活动，在活动中扩大社会交往。也可以通过参加老年大学的学习消除孤独感，培养广泛的兴趣爱好，做到老有所学，老有所为，增强幸福感和生存的价值。

四、自卑

1. 自卑的概念

自卑即自我评价较低，自愧无能而丧失自信，并伴有自怨自艾、悲观失望的一种消极情感体验。当人的自尊需要得不到满足，又不能实事求是地剖析自己时，就容易产生自卑心理。自卑感会诱发或加重疾病。帮助老年人克服自卑心理，有利于促进老年人身心健康。

2. 自卑的原因

老年人产生自卑的原因有：①生理功能退化；②疾病引起的自理能力下降或丧失；③社会家庭因素，如经济收入的下降等；④消极的认知评价等。

3. 自卑的表现

老年人形成自卑心理后，往往过低评价自己的能力，认为自己低人一等，自己"老不中用"，是"废人"，对自己失去信心。感觉自己地位低下，不被重视，表现为烦躁、焦虑、自卑等情绪反应。从怀疑自己的能力到不能表现自己的能力，从而怯于与人交往到孤独地自我封闭。

4. 自卑的护理措施

（1）指导老年人用乐观的态度对待暮年。与世无争，修养心境。终日心平气和，宽厚待人，人到暮年，不必和青壮年相比，遇事应避让无争。

（2）社会应为老年人创造良好、健康的社会心理环境，尊老敬老。

（3）鼓励老年人参与社会，做力所能及的事情，挖掘潜能，得到一些自我实现，增加生活的价值感和自尊。

（4）日常生活要有规律，起居定时，要有良好的习惯。对生活完全不能自理的老年人，应注意保护，在不影响健康的前提下，尊重他们原来的生活习惯，使老年人尊重的需要得到满足。

五、其他心理问题

老年人随着年龄的增长或体弱多病，常会感到力不从心，再加上离退休、与子女分居、丧偶等因素，与他人的交往减少，容易产生被分离、舍弃的感觉，出现空虚、寂寞、伤感、精神萎靡、情绪低落等一系列心理问题。应帮助老年人积极应对，引导老年人努力实现离退休的社会角色转变。对老年人做好心理健康指导，开展老年期精神卫生教育。积极寻求家庭和社会支持，共同维护和促进老年人的心理健康。

第三节 老年人心理健康的维护与促进

一、老年人的心理健康

（一）心理健康的概念

世界卫生组织规定："健康，不仅是没有躯体疾病，还要有完整的生理、心理和良好的社会适应能力"。第三届国际心理卫生大会将心理健康定义为："所谓心理健康，是指在身体、智能及情感上与他人的心理健康不相矛盾的范围内，将个人的心境发展成最佳状态"。心理健康具体表现为一个人的身体、智力和情绪的调和；能适应环境，与周围人能和睦相处，宽容谦让；有幸福感；对自己的工作和生活有信心，能发挥自己的能力等。

（二）老年人心理健康标准

中国心理学家经过科学研究，制定出老年人心理健康的标准。

（1）感、知觉尚好，判断事物不常发生错误，稍有衰退者可以通过适当的手段进行弥补，如戴眼镜、使用助听器等。

（2）记忆力良好，不总是要人提醒该记住的重要事情，能轻松地记一读而过的7位数字。

（3）逻辑思维健全，说话不颠三倒四，考虑问题、回答问题时条理清楚明了。

（4）想像力丰富，不拘于现有的框框，做的梦常常新奇有趣。

（5）情感反应适度，积极的情绪多于消极的情绪，不会事事感到紧张。

（6）意志坚强，办事有始有终，不轻易冲动，不常常抑郁，能经得起悲痛和欢喜。

（7）态度和蔼可亲，能常乐，能制怒。

（8）人际关系良好，乐意帮助他人，也受到他人欢迎。

（9）学习能力基本不变，始终坚持学习某一方面或几个方面的知识或技能。

（10）有正当的业余爱好。

（11）与大多数人的心理活动基本保持一致，遵守社会公认的道德观念及伦理观念。

（12）保持正常的行为，能坚持正常的生活、学习、工作和活动，能有效地适应社会环境的变化。

（三）老年人心理健康维护的意义

人到老年会出现心理衰老的现象，逐渐丧失理想，讲话缓慢啰嗦，注意力不集中，情绪变得不稳定，意志衰退；性格固执，还有孤独感和衰老感等。心理衰老被认为是心理失调的前兆，老年人要想健康长寿，必须设法延缓心理衰老。

1. 乐观情绪有益于延缓心理衰老

精神愉快时，能促使身体分泌一些有益于健康的激素，使脉搏、呼吸、血压、消化液的分泌和新陈代谢等都处于平稳的、相互协调的状态。"笑一笑，十年少，愁一愁，白了头"，这些都说明保持乐观情绪可以延年益寿。自我安慰、自我调节、能宽容体谅他人，忘却不愉快的经历，多回忆高兴的往事，这对保持心理健康有极大的好处。

2. 强壮的身体有益于延缓心理衰老

强壮的身体为心理健康提供了一个有利的先决条件，适当参加一些运动，保持手脚灵活，促进血液流通，提高生活情趣，就能延缓身体的衰老，保证生理和心理的健康。

3. 参加力所能及的社会活动延缓心理衰老

担任咨询顾问，帮助子女料理家务，不仅可减轻老人的孤独和衰老感，而且找到了寄托情感和解除寂寞的方法，从而使自己感到自信和心理满足。

二、维护与促进老年人心理健康的措施

良好的心理状态可使生理功能达到最佳状态，反之，则会影响身心健康，诱发疾病。维护与促进老年人心理健康的措施包括以下几个方面。

1. 做好老年人离退休的心理调节

老年人到了一定的年龄，从工作岗位上退下来，是一个自然的、正常的、不可避免的过程。离退休给老年人带来了社会角色、地位、人际关系等一系列的变动，对此，老年人应提前做好心理准备，正确看待离退休。离退休并不意味着人生之路已走到尽头，而是人生又一新里程的开始。

2. 老年人要有"老有所为、老有所用"的理想

年老并不等于无为、无用，老年人辛苦一生，阅历丰富、知识广博，是社会宝贵的资源，充分发挥老年人的作用，是为社会也是为家庭继续发挥余热，有助于实现其"老有所为、老有所用"的理想，以获得心理的满足和平衡。

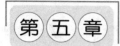

第五章

老年人的日常生活护理

学习目标

1. 掌握老年人清洁与舒适、营养与排泄、休息与活动的护理。
2. 熟悉老年人安全的保护。
3. 了解老年人的性需求和性生活卫生。

日常生活能力是指人们为了维持生存及适应生存环境而每天必须反复进行的、最基本的、最具有共性的生活能力，即通常所说的衣、食、住、用、行和个人卫生。随着机体老化，机体器官、组织的功能出现了不同程度的退行性改变，从很大程度上影响了老年人的日常生活。我们要指导老年人建立良好的生活方式和饮食习惯，促进机体健康，尽力发挥老年人的残余功能，适应生活。培养老年人自我照顾能力，恢复基本的生活能力，以提高生命质量。

老年人的日常生活护理包括：老年人安全的保护、清洁与舒适、营养与排泄、休息与活动、性需求和性生活卫生等方面的护理。

第一节　老年人安全的保护

【引导案例】

刘老汉，70岁。早上去厕所时跌倒在地，不能站立，神志清楚，自诉腿疼，家人随即将其送入医院。老人平时在家习惯穿拖鞋，最近几年视力下降，患高血压10年，糖尿病5年，平时口服降压药，使用胰岛素治疗，曾跌到过两次。请问：

1. 刘老汉跌倒的危险因素有哪些？
2. 如何指导刘老汉预防跌倒？

老年人常面临着身体功能的老化、各种疾病的影响、心理问题的困扰和居住环境的不适宜，这些情况构成了老年人的不安全隐患，严重威胁着老年人的身心健康。老年人日常生活的场所主要是家庭，其次是社区。对于老年人安全的保护主要针对这两个场所，采取合理的护理指导，保护老年人安全，提高老年人生活质量。

一、家庭安全保护

家庭生活是老年人生活的主体，占据了老年人的大部分时间和空间，家庭安全的保护至关重要，直接影响着老人的健康甚至生命。

（一）营造安全的家庭环境

1. 住宅要求

老年人的住宅最好选择不临街的平房、低楼层或有电梯的楼房。居室户型简单，室内避免错层，以免出现台阶等活动障碍物。

2. 居室装修和设施要求

老年人的居室装修要求安全为主，简约、高雅。地面铺木地板，厕所和厨房要使用防滑瓷砖。家具应选择高度适中、磨脚、不易移动、色彩沉稳安静为宜。居室整洁，家具摆放合理，移去通道上的障碍物，消除危险因素。选择有安全保障的照明设施，光线柔和、不刺眼，开关布置合理，走廊、储物间等阴暗处要备有照明。沙发、床垫不能过于松软，最好选择硬板床，铺棕垫。床旁应设床挡、床头柜，对于长期卧床的老人应备有床上桌。

3. 厨房要求

家属要定期检查煤气管道和水管阀门，注意排除安全隐患。厨房不加装吊柜，物品摆放简单有序。

4. 盥洗室要求

盥洗室是老年人最容易发生跌倒的地方，所以它的设计一定要考虑到老年人的安全保护。浴室铺防滑垫，在浴室、坐便旁要加装扶手。老年人常伴有尿频、尿急甚至大小便失禁，所以家属要为老年人提供良好的就厕环境，老年人的卧室要靠近卫生间。

（二）加强人文关怀

老年人由于体质衰弱、身患疾病、内心空虚，常常过度依赖家人的照顾。部分老人不服老，不接受衰老、疾病的现状，拒绝接受家人的帮助，出现了蛮干等不良心态，增加了家庭生活的不安全隐患。对于患者家属和老人要进行适当的心理交流和沟通，鼓励提高老年人自我照顾的能力；对于身体情况不允许的老年人要摆事实、讲道理，使之欣然接受家人的照顾。关注老年人的精神需求，可播放老年人喜欢的音乐、广播、电视节目或为其读书、念报等。

二、社区安全保护

由于衰老、疾病、伤残导致老年人的活动范围明显缩小。社区成为老年人主要的活动场所，对于社区的安全保护是老年人日常生活护理中必不可少的内容。

1. 规范社区环境，打造安全社区

对于老年人比较集中的社区，在细节设计上一定要考虑到老年人的安全保护。小区道路宽畅、平坦，路两旁设置路灯，避免汽车停靠。小区中心广场地面用防滑砖，以免雨、雪天气地面湿滑，老年人易发生跌倒。在小花园、广场、健身器械旁备有长凳、凉亭,以备老年人随时休息使用。单元门口,除了有台阶还要备有坡道,两边加设扶栏,以便于轮椅进出。楼门口和楼道要备有声控灯、应急照明灯等照明设施。另外,保持小区清洁、舒适、无噪声污染,有专门人员负责小区日常管理和安全保卫。

2. 加强安全宣教,提高安全意识

老年人由于功能老化,免疫力差,所以经常伴有各种疾病。社区服务站应该加强常见疾病防治的健康教育,对老年人的饮食起居、活动锻炼进行科学指导,规范老年人的生活习惯,预防疾病的发生。做好安全知识的宣教,注意排除水、电、暖、煤气的安全隐患,学习突发意外时的自我防护,避免从事有危险性的活动和重体力劳动,以免发生跌倒。

3. 探索建立社区老年人的互助组织

由于子女大都工作繁忙,精力有限,所以建立一个社区老年人互助组织,既可以减轻家庭负担,又增强了社区老人之间的沟通和交流。当自己有能力的时候去帮助其他老年人,当自己有需求的时候也会得到其他老年人的救助。

三、防跌倒护理

(一)概述

跌倒是指突发、不自主的、非故意的体位改变,倒在地上或更低的平面上的现象,是老年人日常生活中最常见的安全问题。据国家卫生部统计,跌倒是中国伤害死亡的第四位原因,而在 65 岁以上的老年人中则居首位。老年人跌倒死亡率随年龄的增加急剧上升。跌倒可以导致软组织损伤、骨折、关节脱位、意识障碍等,重者导致老年人死亡,严重影响了老年人的身心健康。跌倒后产生的恐惧心理限制了老年人的活动能力,使其活动范围受限,降低了老年人的生活质量。所以积极评估老年人的跌倒状况,分析危险因素,制定护理措施,才能有效地防止跌倒发生。

引起老年人跌倒的原因有很多,大体上可以分为内因和外因两方面。内因包括:生理性老化、疾病、药物因素等。外因包括:危险的环境因素、不合理的居室布局、衣着不合适等。

(二)护理评估

1. 健康史

评估患者跌倒时的情况,跌倒的时间、地点、跌倒方式、跌倒时机体的活动状态。跌倒前有无头晕、心悸、胸闷、黑蒙等不适,跌倒后意识是否清楚,有无大小便失禁,能否自动站立。了解既往是否发生过类似跌倒,跌倒次数和当时情况如何。了解相关疾病以及最近的用药情况。

2. 身体状况

老年人跌倒后可并发多种损伤,如软组织损伤、骨折、关节脱位、脏器损伤甚至危及生命。部分损伤在短时间内症状、体征不典型,往往几天甚至几周后才出现相关症状,但已经错过了最佳治疗期。

因此,身体状况评估时一定要全面。身体评估的程序是先关注患者的意识状态和生命体征,随后关注受伤的局部和邻近组织,然后进行常规的全身体格检查。

3. 心理和社会状况

跌倒后的损伤给老年人造成了恐惧感和过于谨慎的活动态度，更增加了跌倒的危险性，以致于限制了今后的正常生活。跌倒引起的损伤，降低了老年人自我照顾的能力。高昂的医疗费用加重了家庭、社会的经济负担。

4. 辅助检查

（1）影像学检查　为明确损伤情况，及时发现潜在疾病，合理选择 B 超、X 线检查、CT 或 MRI 检查。

（2）实验室检查　检测血常规排除贫血，检测血糖排除低血糖。

（三）护理诊断

（1）有受伤的危险　与跌倒有关。

（2）疼痛　与跌倒后的组织损伤有关。

（3）恐惧　与害怕再次跌倒有关。

（4）自理缺陷　与跌倒后组织损伤，影响了老年人自我照顾的能力有关。

（四）护理目标

（1）老年人能够说出跌到的危险因素，并可以积极有效地进行自我防护。

（2）发生跌倒后，老年人得到及时、合理的护理，疼痛症状缓解。

（3）消除老年人对跌倒的恐惧感。

（4）恢复老年人的自理能力。

（五）护理措施

1. 改善居住环境

为老年人提供一个安全、舒适的生活环境。

（1）小区设施　小区道路宽敞、平坦，路两旁有照明灯。老年人经常活动锻炼的广场、花园、健身器械旁备有长凳，以备老年人临时休息。单元门口除了有台阶还要有坡道，两旁有扶手，便于轮椅进出。楼道装有声控灯和紧急照明灯。

（2）居室设施　地面铺防滑地板，尤其是厨房和厕所。浴房铺防滑垫，厕所坐便旁加装扶手。家具高度适宜，摆放有序。厨房地面保持干燥，不加装吊柜。光线柔和不刺眼，开关布置合理。沙发、床垫不宜过于松软，床旁加床挡、放床头柜。

2. 指导日常生活

科学养生，提高防跌倒意识。

（1）穿着　老年人衣服要合身，在家避免穿过长、过宽松的睡衣，尽量不穿拖鞋。外出时，适宜选择软底、厚帮的运动鞋。

（2）活动和锻炼　老年人日常活动要慢行，变换体位更要慢行。每天坚持活动锻炼，可以增强机体的免疫力和协调性，防止跌倒。活动时间适宜安排在上午和下午，活动项目选择舒缓、有氧运动为主，比如散步、打太极拳、做广播体操、玩太极柔力球等。

3. 积极治疗相关疾病

积极防治可诱发跌倒的相关疾病，如体位性低血压、短暂性脑缺血发作、低血糖、颈椎病等。

4. 合理用药

避免药源性跌倒的发生。一些镇静药、降压药、降糖药、扩血管药在应用时容易增加跌倒的发生，所以用药后不要急于活动。

5. 选择合适的助行器具

对于走路不稳的老人选择多头或单头拐杖，对于走路情况较差的老人选择带轮或不带轮的助行器。

6. 心理护理

帮助老年人消除曾经跌倒的恐惧心理，掌握活动要领，放松心情，使老年人正视自己的活动能力，鼓励老年人独立完成力所能及的日常活动，提高生活自信心。对于力不能及的项目，克服不服老、不愿意麻烦别人的错误心理，善于向他人求助，以减少跌倒发生。

7. 健康指导

加强安全社区建设，在老年人集中的社区要进行防跌倒相关知识的宣教，防止意外发生。分析患者容易跌倒的危险因素，对今后的安全生活提出建议。教会老人在无人帮助时如何安全起身：首先慢慢翻转身体变成俯卧位，向就近的支撑物（暖气管道、窗台、门等）靠近，然后借助支撑物坐起，最后缓慢站起来。指导家属加强对易跌倒老年人的关心和照顾。

8. 对跌倒后老人的护理

（1）对发生跌倒的老人不要马上扶起，首先要观察老人的意识状态、生命体征、跌伤的部位和受伤情况，然后在不加重损伤的前提下妥善地帮助其改变体位。

（2）对于意识不清、生命体征不稳定的老人，要马上拨打120急救电话，原地等待救援。

（3）对于局部的疼痛处理不要急于服用止痛药，以免掩盖病情，应该找出疼痛原因。

9. 对住院老年人跌倒的预防护理

为预防住院期间老年患者跌倒，除应做到以上措施外，还应该注意以下几点。

（1）熟悉医院环境，尤其是病房、厕所。

（2）了解患者既往跌倒情况，评估住院期间老人的身体状况和易跌倒的危险因素。

（3）对于跌倒危险系数高的老年患者，在护理病例上做出标记，交班时强调，加强日常监护。

（4）为防止从床上跌落，要支起床挡，叮嘱家属加强照顾。

（六）护理评价

（1）跌倒的危险因素是否消除。

（2）疼痛是否缓解。

（3）恐惧心理是否消除。

（4）自理能力是否有所提高。

第二节　老年人清洁与舒适的护理

【引导案例】

张老汉，65岁，皮肤瘙痒1个多月，后背有明显抓痕，痛苦难忍。既往体健，实验室检查无异常。在家自行涂抹氟轻松软膏，症状减轻，但停药后瘙痒反复。请问：

1. 发生皮肤瘙痒的相关因素有哪些？

2. 如何对张老汉进行护理？

皮肤是人体最大的感觉器官，它覆盖全身。皮肤的功能除了可以感受温度、湿度、疼痛、压力等环境变化外，还具有调节体温、修复创伤、新陈代谢等功能，但是随着机体老化和疾病的影响，老年人皮肤衰老、松弛、干燥、感觉迟钝、温度调节衰退、损伤愈合缓慢，皮肤容易出现瘙痒、皲裂、脱屑、疼痛，使老年人生活的舒适度大大降低。

一、皮肤及其附属器官的清洁

（一）老年人皮肤及其附属器官的特点

老年人皮脂腺、汗腺萎缩，分泌量减少，使皮肤干燥易脱屑。毛细血管数量减少，血流速度缓慢，使皮肤损伤后的修复时间延长。毛发、指（趾）甲生长缓慢，周期短，再生能力下降。随着衰老，血管硬化，血液供应减少，促进了皮肤及其附属器官的老化，使其敏感性下降。

（二）皮肤清洁与保护

在日常生活中要维持老年人舒适的感受，其中重要的一方面是消除难言之隐，关注皮肤的清洁和保护。

1. 环境

老年人机体产热减少，对于温度的调节能力降低，所以居室温度要适宜，一般保持在22~24℃，相对湿度为50%~60%。每天上午（9时到11时）、下午（2时到4时）开窗通风，每次30min左右，保持居室空气新鲜。可以种植一些绿叶类的植物，净化空气，陶冶情操。在风和日丽的天气，到户外活动锻炼，强身健体、调节心情。

2. 沐浴

沐浴可以保持肌肤清洁、毛孔通畅，从而促进血液循环、调节功能、预防感冒。冬季沐浴建议每周1次，在温度适宜的季节适当增加沐浴次数，过于频繁会使肌肤更加干燥、脱屑、瘙痒。注意腋下、腹股沟这些皮肤皱褶处的清洗，在夏季，洗完擦干后，扑爽身粉，保持干燥、清爽。老年人皮层薄、腺体分泌减少，所以应选择蜂蜜香皂、羊脂香皂等弱酸性的洗浴产品。注意沐浴时室温调节在24~26℃，水温则以40℃左右为宜，最好选择淋浴，沐浴时间在15min左右。水温过高、长时间浸泡都会加重皮肤瘙痒。另外，浴室温度不要过高，避免热气腾腾，以免老年人在沐浴时因缺氧晕倒。年龄偏大或活动不便的老年人最好有家人陪伴，可在浴房备洗澡椅（图5-1）。洗完澡，用柔软、吸水性强的浴巾擦干身体。秋冬季节皮肤干燥，可涂护肤油。

3. 防皲裂

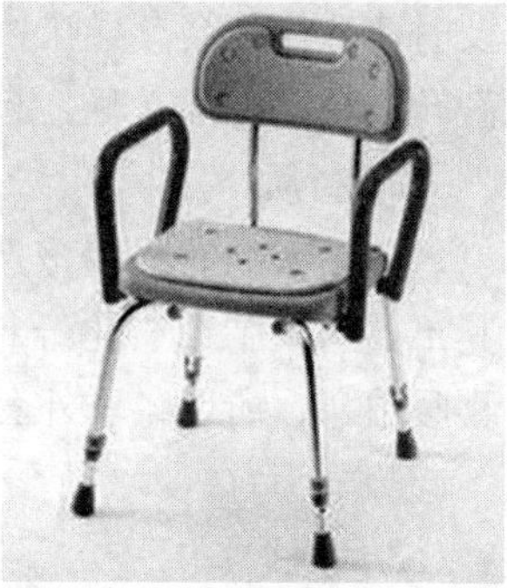

老年人尤其是在冬季，手脚经常发生皲裂，脚后跟常覆盖一层厚厚的角化层。建议洗澡或用热水泡手、泡脚时用磨石板磨掉角化层，洗完后，用毛巾擦干，涂护手护脚霜，再用保鲜膜将其包裹，保持几个小时，有助于防止皲裂。小面积的皲裂，可以选择橡皮膏缠绕包裹，待伤口长好再取下。在家务劳动中要注意防护，干粗活时戴棉线手套，洗涤时戴橡胶手套。

图 5-1 洗澡椅

（三）附属器官的清洁和保护

1. 头发

老年人的头发多干枯、易脱落、再生能力差，做好头发的清洁和保养，可以减少脱发。定期洗头，一般干性头发每周一次，油性头发每周两次。生活不能自理的老年人应由家属帮助清洗，用洗发液清洗头发，洗完用护发素涂抹均匀，稍后再用清水冲洗，使用干发巾擦干头发，用木梳或牛角梳理顺。注意：①洗头水温要适宜，一般在40℃左右；②长期卧床的老年人常用仰卧位洗头盆（图5-2）洗头，但该方式有诱发中风的危险，不适用于高血压、颈椎病的老人；③不要在睡觉前洗头，头发不干透就睡觉，睡醒后容易头痛；④不要在外出前洗头，头发不干就出门，容易感冒、头痛。

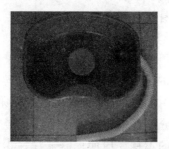

图 5-2 仰卧位洗头盆

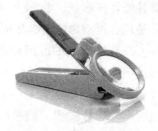

图 5-3 带放大镜的指甲剪

2. 指（趾）甲

老年人的指、趾甲生长缓慢，表面粗糙，常伴有真菌感染，所以指、趾甲常厚重、角化不易修剪。建议老年人修剪指、趾甲前，应先在热水中浸泡，或在洗完澡后趁指甲较软时修剪，注意不要剪太短，避免剪伤，发生感染。为视力不佳的老年人准备带放大镜的指甲剪（图5-3），或由家属帮助完成。

二、衣着卫生

依据老年人的皮肤特点，选择适宜材质、款式的服装。老年人的穿衣原则：清洁、舒适、合体、端庄。

1. 清洁

老年人的衣服应该保持清洁，尤其是内衣要勤洗勤换。衰老的老年人生活常常不能自理，经常出现进食困难、流涎、大小便失禁、活动障碍等。老年人的衣服如果不及时清洗往往会有异味，滋生细菌，危害老年人的身体健康。清洗后的内衣要将内面翻转，在阳光下暴晒，起到杀菌的效果。

2. 材质

老年人的衣服应该选择棉、丝、麻材质，讲究柔软、舒适、吸汗、透气性好。尤其不要购买腈纶、化纤材质的内衣，以免出现过敏、瘙痒症状。老年人的活动量小，喜暖怕寒，所以冬季外套要选择保暖性能好的羽绒服或棉服。毛衣选择以保暖、合体、不起静电为宜。

3. 款式

老年人的服饰讲究外观庄重、大方，易穿脱，最好选择带拉锁或大纽扣的外套。选择有弹性便于蹲起、裤腰松紧能调节的裤子。衣服色彩鲜艳、柔和、不掉色。

4. 鞋

选择保温、透气、防滑的鞋子。鞋帮稍高，运动时可以保护脚踝防止扭伤。鞋子大小合脚，鞋底松软，避免穿中、高跟皮鞋。运动时最好选择运动鞋，居家最好不要穿拖鞋。

三、皮肤瘙痒症的护理

（一）概述

皮肤瘙痒症是指只有皮肤瘙痒而无原发性皮肤损害者，是一种皮肤神经官能症疾患，属于精神神经性皮肤病。临床上可分为全身性和局部性瘙痒。在老年人群中发病率高于其他年龄段，严重影响了老年人的生活质量。

导致老年人皮肤瘙痒症的原因尚不明了，可能和以下因素有关：①衰老，皮肤退行性改变，腺体萎缩、分泌量减少，使老年人的皮肤干燥、粗糙；②气候因素，秋冬季节空气干燥；③疾病影响，肾脏疾病导致血中尿素浓度过高，皮肤有尿素霜析出，肝、胆疾病致肝内外胆汁淤积，糖尿病导致内分泌紊乱等刺激了感觉神经末梢使皮肤瘙痒；④辛辣、油腻、刺激性食物和一些药物的不良反应使皮肤瘙痒；⑤中枢神经系统兴奋、抑郁、焦虑、紧张，加重了瘙痒。

（二）护理评估

1. 健康史

询问瘙痒的部位、持续的时间、发作的频率、瘙痒的程度。了解老年人的饮食习惯、生活起居、既往疾病、用药情况和最近的情绪状态。

2. 身体状况

进行全面的体格检查，明确是否存在导致瘙痒的相关疾病。注意瘙痒部位皮肤的性状、颜色、有无抓痕、破溃。了解老年人皮肤退行性改变的状况，皮肤弹性、色泽、有无脱屑等。

3. 心理和社会状况

皮肤瘙痒使老年人生活舒适度下降，不能集中精力，而表现出烦躁、焦虑、紧张、抑郁。这些不良的情绪状态又加重了皮肤瘙痒。在人际交往时，因为随时随地的皮肤瘙痒、抓挠而表现得很难堪，所以瘙痒的老年人常常不愿意外出，社会活动减少。

4. 辅助检查

免疫生化检查了解皮肤瘙痒的原因，血、尿常规检查了解是否存在相关疾病，如怀疑有肝、肾疾病时可查肝功能、肾功能。

（三）护理诊断

（1）舒适的改变 瘙痒与皮肤退行性改变、气候干燥、皮肤保养不当、某些疾病、用药、精神紧张有关。

（2）个人应对无效 对于瘙痒的处理不当，缺乏相关知识。

（3）情绪低落 与皮肤瘙痒难耐有关。

（四）护理目标

（1）老年人能说出引起皮肤瘙痒的相关因素。

（2）老年人皮肤瘙痒的不适感得到缓解或消除。

（3）老年人能够正确应对皮肤瘙痒。

（4）老年人心情舒畅。

（五）护理措施

（1）积极治疗导致老年人皮肤瘙痒的原发疾病，注意用药安全，遵医嘱用药。在医生的指导下适当补充维生素 A、维生素 E、维生素 B、维生素 C 和鱼肝油。

（2）床单、被罩勤清洗，被褥勤暴晒。注意皮肤及其附属器官的清洁和保护。

（3）注意饮食习惯，清淡饮食。多吃水果和蔬菜，忌油腻、辛辣、刺激性食物。多喝白开水，每日 1500ml 左右，少喝浓茶、咖啡和烈酒。

（4）教会患者一些转移皮肤瘙痒的技巧，如皮肤拍打法、呼吸松弛法等。皮肤瘙痒剧烈，外用药效果不佳时，可遵医嘱选用内服药马来酸氯苯那敏（扑尔敏）、异丙嗪。注意尽量少抓挠，反复抓挠会使皮肤敏感性增强，加重瘙痒。

（5）鼓励患者积极参加老年活动，使精神放松，心情愉悦。陪老人看电视、听音乐、聊天，转移注意力，淡化皮肤瘙痒症状。针对瘙痒引起的心理不适进行安慰、疏导。

（六）护理评价

通过护理干预后，老年人是否了解导致瘙痒的相关因素，瘙痒时是否能采取恰当的处理措施，皮肤瘙痒症状是否缓解或消除。

第三节　老年人营养与排泄的护理

【引导案例】

刘某，女性，65 岁，身高 160cm，体重 85kg。主诉：近半年来咳嗽、打喷嚏、提重物时有尿液不自主溢出，最近症状加重。患者自诉既往体健，否认有糖尿病。经妇科检查未见畸形，有老年性阴道炎。尿道压力试验阳性。请问：

1. 根据上述资料，首先考虑这位老人患的是哪种类型的尿失禁？

2. 应该采取哪些有效的护理措施？

营养和排泄是维持生命活动最基本的生理需求，也是损伤修复、疾病康复、保持机体健康状态的基本条件。随着老化，人体消化系统、泌尿系统、内分泌系统等，出现了不同程度退行性改变，影响了物质的吸收、代谢、排泄，使老年人容易出现营养失调、内分泌紊乱、排泄障碍等健康问题。因此针对老化特点调整饮食结构，规范生活方式，成为老年人日常生活护理中一项重要内容。

一、营养与饮食

（一）老年人的能量代谢

能量代谢是新陈代谢的重要组成部分，是机体生命活动的基础。老年人能量代谢的特点是：总热能消耗减少（基础代谢和体力活动能量消耗减少），热能浪费增加。60岁以后能量摄入量较青壮年减少20%，70岁以后减少30%。老年人的热能摄入量和消耗量，以保持正常体重为宜。体重指数（BMI）是国际上衡量人体营养状况的一种常用指标。

BMI = 体重（kg）/身高（m）^{2}

BMI 正常值为 18.5~22.9；≥23 为超重，提示热能摄入过剩；23.0~24.9 为肥胖前期；大于 25 为肥胖；<18.5 为消瘦，提示热能摄入不足。

（二）老年人的营养需求

随着衰老，老年人对营养素的需求发生了变化。合理饮食是保障老年人营养均衡的重要内容。

1. 糖类

老年人胰岛功能退化，对血糖的调节能力下降，故应适当减少食物中糖类的量。在食物中由它供给的能量占总热能的 50%~60%。摄入的种类要以多糖为主，广泛存在于谷类（大麦、小麦、燕麦、粗制米等）、薯类（马铃薯、山药、芋头等）。这些食物在补充多糖的同时，还可提供丰富的膳食纤维、维生素等其他营养素。而过多摄入单糖、双糖（主要是蔗糖、蜜糖、葡萄糖等）容易诱发龋齿、糖尿病和心血管疾病。

2. 蛋白质

蛋白质是构成机体组织细胞的基本成分，由它供给的能量占总热能的 15%~20%。进入老年后，体内合成代谢降低，分解代谢增强，再加上消化功能减退，食物的消化吸收能力及蛋白质的利用率下降，所以每天必须补充更多的优质蛋白质，才能满足老年人的需求。一个健康老年人每天每公斤体重应补充 1.2~1.3g 蛋白质，比成年人略高一些。饮食中建议摄食含优质蛋白质丰富的食物，如瘦肉、鱼、蛋、奶及大豆制品。动物蛋白中含丰富的必需氨基酸，且易吸收，但过量食用会诱发疾病，注意每天摄食的动物蛋白占蛋白质总量的 50% 为宜。以素食为主者，必须注意补充大豆及其制品。

3. 脂肪

老年人胆汁分泌减少，酯酶活性降低，对脂肪的消化功能下降。大量进食脂肪类食物会诱发肥胖、高血压、高血脂、心脑血管疾病等，所以老年人要减少脂肪摄入。由脂肪提供的能量占总热量的 20%~25% 为宜，不要超过 25%。中国营养学会建议饱和脂肪酸、单不饱和脂肪酸、多不饱和脂肪酸的比例为 1:1:1，亚油酸提供的能量能达到总能量的 1%~2%。研究证明，不饱和脂肪酸能够降低血胆固醇，防治心血管疾病。所以鼓励老年人多食用含不饱和脂肪酸丰富的植物油，少食富含胆固醇和饱和脂肪酸的食物，如动物油、动物内脏、蛋黄、贝类、奶油等。

4. 矿物质和微量元素

机体需要从食物中摄入大量的钙、磷、钠、钾、镁、氯、锌、铁等矿物质和微量元素。老年人对于一些矿物质的储存和利用明显降低，比如钙、铁、锌、硒等。由缺钙引起的骨质疏松、缺铁引起的贫血在老年人群中比较常见。中国营养学会建议每天膳食钙的供给量至少800mg，所以要鼓励老人吃含钙丰富的食物，如奶及奶制品、豆及豆制品、海产品等。硒是一些抗氧化酶和硒－P蛋白的重要组成部分，适量补充能起到防止器官老化与病变，延缓衰老，增强免疫，抵御疾病的作用。富硒大米、芝麻、香菇、麦芽中含量丰富。

5. 维生素

一般情况下，消化吸收功能正常，饮食结构合理的老年人不需要额外补充维生素制剂。在蔬菜、水果中含有丰富的维生素和膳食纤维，国家卫生部建议每人每天食用2种水果，3种蔬菜，以维持身体健康。

6. 纤维素和水

一般而言，老年人每天摄入的纤维素的量在14g左右，远低于专家建议的21～38g。美国研究发现，每增加10g纤维素的摄入，心脏病的危险因素就会随之下降14%。鼓励老年人多吃叶、茎类蔬菜和豆类食物，蔬菜、水果尽量不削皮。在整个生命过程中，老年期含水量最少，约占老年人体重的50%。世界卫生组织专家认为：人体水分失衡是导致机体衰老的重要原因。鼓励老年人多饮白开水，每天饮水1500ml，养成晨起和入睡前适量饮水的习惯，促进机体代谢、防止皮肤干燥、调节体温。

> **知识链接**
>
> **老年人平衡膳食的"十个拳头"原则**
>
> 中国营养学会老年营养分会的专家总结出老年人日常膳食的"十个拳头"原则，从而帮助老年人简单、清晰、形象地记住每天各类食物的大概进食量，并根据自己拳头的大小估计食物的重量，一个拳头的生食物重量大约为150g。
>
> "十个拳头"原则具体为：两个拳头的谷类（各种主食，包括粗粮、杂豆和薯类）；五个拳头的蔬菜水果；一个拳头的肉类（包括鱼、禽、蛋、肉）；两个拳头的奶类和豆制品（包括牛奶及其制品、豆制品）。

（三）老年人营养与饮食护理的注意事项

1. 进食前准备充分

空气清新无异味，指导老人做必要清洁，采取舒适体位。对于不能自理的老人，家属要帮助进食，注意进食速度。

2. 饮食规律有节制

老年人提倡少食多餐，一日三餐可根据实际情况改为一日五餐，时间要固定，注意多吃水果和蔬菜。吃饭时细嚼慢咽，忌暴饮暴食。

3. 热能分配适当

早、中、晚餐的能量分配分别占30%、40%、30%。

4. 饮食清淡

多吃水煮、炖，少吃油煎、炸。注意食物种类齐全，营养全面、均衡，低盐、低糖饮食。

5. 新鲜适温

要保证食物新鲜，温度适宜。

二、排泄

（一）影响老年人排泄的因素

排泄是维持生命和健康的重要生理活动。随着衰老，泌尿系统、消化系统、内分泌系统、中枢神经系统功能逐渐退化，再加上疾病的影响，使老年人经常出现便秘、腹泻、大小便失禁、尿潴留等排泄问题。而越发不能自理的现状，加重了老年人的心理压力，常常感到自卑、抑郁，又碍于面子不愿意就诊，使排泄问题得不到解决，影响了老年人的健康生活。

（二）老年人排泄的护理

1. 排尿的护理

生活能自理的老年人，要合理安排饮食，注意饮水的时间和量，晚睡前喝水一般250ml左右，睡前排空膀胱。保持一定的运动量，增加腹部和会阴部肌肉的张力有助于排尿。生活不能自理的老年人，尽量保持原有的排尿习惯。排尿时，家属注意提供隐蔽的环境，鼓励老人独立完成力所能及部分。对于尿潴留的老人，要通过暗示效应，让患者听水声、热敷的方式促进排尿。

2. 排便的护理

老年人厕所排便时最好取坐位，坐便旁备有扶手。不能自理的老年人，家属准备坐便椅（图5-4）或床上便盆（图5-5），尽量使老人上身抬高，或取半卧位排便。尽量保持原有的排便习惯，家属定时提醒入厕。对于便秘老年人可以多活动、多喝水、多吃粗纤维食物、按摩腹部促进排便。必要时采取辅助排便措施，如口服蜂蜜、蕃泻叶水或使用开塞露、人工灌肠等。

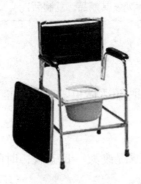

图5-4　坐便椅

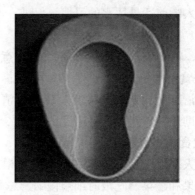

图5-5　床上便盆

三、尿失禁的护理

（一）概述

尿失禁是指由于膀胱括约肌损伤或神经功能障碍而丧失排尿自控能力使尿液自行从尿道口溢出或流出。尿失禁可发生在各个年龄段，老年期最常见。女性发病率高于男性。导致尿失禁的病因有：先天畸形、尿路梗阻、雌激素水平下降、神经精神疾病、分娩损伤、药物作用、手术、生活环境等。尿失禁可造成皮肤糜烂、反复尿路感染，由于身体异味，常常影响老年人的社交活动，导致老年人孤僻、抑郁。

（二）护理评估

1. 健康史

询问老年人尿失禁发生时的诱发因素，如咳嗽、打喷嚏、提重物等。了解尿失禁症状持续的时间，每次发作时老年人有无尿意，尿液流出量有多少，与外周环境、温度有无关系。关注尿失禁的相关疾病，如脑卒中、老年痴呆、糖尿病、前列腺增生、手术损伤、药物影响等。对于老年女性还要询问生育情况、有无产伤、是否绝经。

2. 身体状况

检查老年人尿道周围皮肤有无红肿、糜烂、异味。老年女性患者做妇科检查，了解生殖器的状态。按照临床表现尿失禁可分为以下几种。

（1）急迫性尿失禁 膀胱尚未充盈，即出现尿意。老年人表现尿频、尿急。

（2）压力性尿失禁 多见于老年女性，咳嗽、大笑、打喷嚏、提重物时有尿液自行流出。

（3）充溢性尿失禁 多见于尿路梗阻的老年人，膀胱已充盈但不能正常排尿，当膀胱阻力超出尿道阻力时，有少许尿液溢出。

（4）其他类型 无阻力尿失禁，膀胱失去储尿能力，站起时膀胱尿液全部排出。反射性尿失禁，排尿没有感觉，患者不自主地间歇排尿。

3. 心理和社会状况

老年人常因尿失禁而感到无用、自卑、苦闷、厌恶自己，拖累家人。因为身体异味，不愿意与人交际，社会活动减少。

4. 辅助检查

尿道压力测试，用于确诊压力性尿失禁。女性生殖器检查，了解有无子宫脱垂、老年性阴道炎。尿常规、尿培养，了解有无泌尿系统感染。尿动力检查、膀胱镜检查、B超检查，可进一步明确病因。

（三）护理诊断

（1）急迫性尿失禁 与逼尿肌收缩未被控制有关。

（2）压力性尿失禁 与老年女性盆底肌群松弛，尿道固有括约肌张力减弱有关。

（3）充溢性尿失禁 与尿路梗阻和脊髓损伤有关。

（4）有皮肤完整性受损的危险 与尿道口周围皮肤长期处在潮湿的环境有关。

（5）社交障碍 与异味引起的窘迫、自卑、苦闷、抑郁有关。

（四）护理目标

（1）老年人能说出尿失禁的相关知识。

（2）老年人尿失禁症状得到改善或消除。

（3）老年人皮肤完整，无感染。

（4）老年人保持健康心态，积极参加社交活动。

（五）护理措施

1. 皮肤护理

长期的尿液刺激使尿道口周围皮肤红肿、糜烂、感染，所以要引起护理人员的高度关注。内衣、内裤勤换洗，被褥常暴晒。每天用温水清洗会阴及肛周，擦干后局部涂抹凡士林软膏，防止皮肤损伤。对于部分不能控制排尿的老年人可采取尿液引流，但要注意操作规范，以免加重皮肤损伤和感染。

2. 行为治疗

包括盆底肌训练、膀胱功能锻炼等。

（1）盆底肌训练　简易训练可在日常生活中随时进行。持续收缩盆底肌（提肛运动）$2\sim6s$，松弛休息 $2\sim6s$，如此反复 $10\sim15$ 次。每天训练 $3\sim8$ 次，持续 8 周以上或更长。另外，在排尿过程中主动断尿，再继续排尿，如此反复，有助于尿道括约肌功能的恢复。

（2）膀胱功能锻炼　根据饮水时间和量，规律排尿时间。在不出现尿失禁的前提下，让老年人憋尿，尽可能延长排尿间隔。长期训练，对于急迫性尿失禁患者效果显著。

3. 药物治疗

对于因老化，雌激素水平下降而导致的女性尿失禁患者，多采用雌激素、选择性 α_1 肾上腺素受体激动药（如甲氧明）、三环类抗抑郁药（如丙米嗪）等治疗。

4. 手术治疗

无张力尿道中段吊带术、膀胱颈吊带术、Bruch 阴道壁悬吊术等广泛用于非手术治疗效果不佳患者。

5. 心理护理

尊重、理解老年人，注意保护其隐私。通过宣教，让老年人摒弃自卑的心理，正视尿失禁。在亲情的感召下，使其恢复生活的信心，主动配合治疗。

6. 健康指导

（1）为老年人提供良好的就厕环境。厕所靠近卧室，夜间有照明灯。居室温暖明亮，温度一般在 $22\sim24℃$。

（2）培养健康的生活习惯。清淡饮食，注意低盐、低糖、低胆固醇，多吃水果和蔬菜。每天坚持适度的活动锻炼，保持健康体重。为预防泌尿系统感染和结石的形成，每天饮用白开水 1500ml。

（六）护理评价

经过治疗和护理，老年人尿失禁症状是否缓解或消失；尿道口周围皮肤是否清洁、干燥、无感染；老年人是否自信、乐观，积极主动参加各种社交活动。

第四节 老年人休息与活动的护理

【引导案例】

张老汉，65岁，身高170cm，体重95kg。既往高血压8年，最近几个月总觉得没有休息好，白天感觉疲乏，昏昏欲睡，经常打哈欠。据其老伴回忆，老人夜间打呼噜很严重，经常有憋醒。请问：

1. 张老汉出现了什么健康问题？

2. 如何对张老汉进行护理和健康指导？

一、休息与睡眠

（一）休息和睡眠的定义

休息是指在一定的时间内相对地减少活动或变换一种活动方式，使人从生理上和精神上得到放松，消除或减轻疲劳，恢复精力的过程。

睡眠是指机体周期性出现的自发和可逆的一种静息状态，表现为机体对外界刺激反应性降低，意识暂时中断。人的生命有1/3的时间在睡眠中度过，合理的睡眠可以使人消除疲劳，精力充沛，是人体最重要的一种休息方式。

对于老年人来说，衰老和疾病使机体各组织、器官出现了退行性改变，功能衰退。合理的休息和睡眠可以消除老年人的生理、心理上的疲劳状态，使功能恢复，充满活力，预防疾病的发生。

（二）老年人休息和睡眠的特点

老年人肌肉组织萎缩、脂肪堆积，机体容易疲劳。大部分老年人由于神经系统中松果体的萎缩和分泌功能减弱，使睡眠的生理时相发生改变，晚上睡眠时间短、质量差、易觉醒，白天困盹没精神。多数老年人心理的承受能力下降，遇事睡不着觉的现象普遍。但是，现代医学研究认为，出于老年人健康的考虑，随年龄的增长应该延长睡眠的时间。进入60~70岁的老人，睡眠时间应当在8h左右；进入70~90岁的老人，睡眠时间应当在9h左右；90岁高龄的老人睡眠时间应当在10h左右为宜。

（三）老年人休息和睡眠的护理

1. 休息、睡眠的环境要求

温度适宜、光线暗淡、居室安静、床褥舒适、环境卫生。

2. 帮助老年人养成良好的睡眠习惯

提倡早睡早起、午间小憩。睡前应该避免暴饮暴食、喝浓茶、咖啡、从事剧烈运动、精神亢奋等，最好听舒缓的音乐使精神放松，用热水泡脚，促进睡眠。

3. 活动锻炼

每天适度的活动锻炼，是促进自然睡眠的最好方法。

4. 避免过度劳累

沉迷于打麻将、看电视、玩游戏会严重影响睡眠，容易导致机体透支，诱发疾病。所以一定要控制娱乐时间，适时休息。

二、活动

（一）老年人活动的种类和强度

1. 老年人的活动种类

一般分为四类，包括：日常生活活动、家务活动、职业活动、娱乐活动。其中日常生活活动和家务活动是最基本的活动，体现了老年人的自理能力；职业活动发展了老年人的潜能，体现了老有所为；娱乐活动调节了老年人的情绪，体现了老有所乐。老年人应该选择舒缓、有氧的活动项目，如散步、慢跑、游泳、打太极拳、打门球、玩柔力球、跳舞等。

2. 老年人的活动强度

老年人每天的运动量达到一定强度时，才能起到强身健体的作用。活动强度要依据个体的健康状况、身体功能，因人而异分别制定。

最简单的方法是评价老年人活动后的心率是否达最适宜心率。

运动后最适宜心率（次/分）＝170－年龄

身体健壮者则可用：运动后最适宜心率（次/分）＝180－年龄

观察活动强度是否合适的方法：①运动后的心率达到最宜心率，表明运动量适宜；②运动结束后在 3min 内心率恢复到运动前水平，表明运动量较小，应加大运动量；在 3～5min 之内恢复到运动前水平表明运动适宜；而在 10min 以上才能恢复者，则表明活动强度太大，应适当减少；③运动后老年人身体有热感或微微出汗，睡眠好、饮食佳，表明运动量适宜。

（二）老年人活动的原则

1. 选择合适的活动项目

应该根据老年人的年龄、身体状况、个人喜好、环境设施选择适合自己的活动项目。

2. 活动场所和环境

活动场地尽量选择环境优美、空气清新、地面平坦的公园，树林，操场，湖畔等。冬季注意保暖，夏季注意防晒。

3. 安排活动时间和频率

研究认为，每周 2 次的活动锻炼可以保持机体现有的功能储备，每周 3～4 次的锻炼才可以提高机体的功能储备。以健身为目的的老年人，活动锻炼，一般每周 3～4 次，一次 30min 左右。活动时间一般安排在上午或下午，饭前半小时、睡前 2h 结束锻炼。

4. 循序渐进

待机体适应活动项目后，逐渐增加活动强度，以期达到强身健体的目的。

5. 持之以恒

锻炼是一个长期的过程，坚持不懈才能取得好的效果。

6. 加强自我监护

以健身为目的的运动，都有一定的活动强度，这就增加了老年人在运动时的身体意外。尤其伴有各种疾病的老年人，在运动时一定要加强自我监护，当出现严重的胸闷、气短、胸痛、心悸、头晕、头痛等症状时，立即停止运动，必要时迅速去医院接受检查、治疗。

（三）老年人活动时的注意事项

家务活动不能完全取代身体的活动锻炼。在疾病的急性发作期和情绪不稳定阶段，尽量暂停活动锻炼。活动时老年人衣着要合体，最好选择运动服，穿运动鞋。运动前要热身，运动后注意调整身体缓冲至安静状态。注意活动保护，避免危险动作，如快速体位变换、爬高、跳跃等，防止跌倒损伤。

（四）患病老年人的活动指导

1. 患病老年人或因疾病需要制动的老年人

在不加重疾病的前提下，也要适当地进行活动锻炼。可以在医生的指导下，在床上完成活动锻炼，也可由家属做肢体的被动运动或按摩，否则长期废用，容易导致肌力下降、肌肉萎缩，丧失自理能力。

2. 有活动障碍的老年人

可以根据老年人的身体状况，为其选择适当的助行工具。常用的有助行器和拐杖，助行器有不带轮（图5-6）和带轮（图5-7）的两种，拐杖有单脚（图5-8）和多脚（图5-9）两种。对于活动能力差，需要支撑身体重量的老年人可以选择助行器，对于走路稳定性差，需要辅助工具的老年人可以选择拐杖。

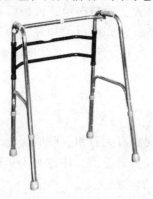

图5-6 不带轮的助行器

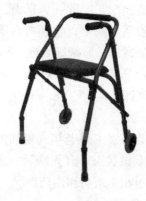

图5-7 带轮的助行器

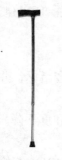

图5-8 独角拐杖

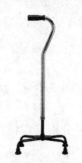

图5-9 多角拐杖

3. 有心理障碍的老年人

部分曾经发生过跌倒损伤的老年人，对于活动有畏惧感；性格内向的老年人，喜静不喜动，活动的主观意愿不强；衰老、疾病的影响，使体力不如从前。对于这些老年人要多鼓励，耐心讲解运动的必要性，必要时协助老年人运动，直至完全自理。

4. 有意识障碍的老年人

如老年痴呆、严重脑梗死的老年患者，在确保安全的前提下，坚持活动锻炼，感受环境刺激，可延缓病情发展。

三、睡眠呼吸暂停综合征患者的护理

（一）概述

睡眠呼吸暂停综合征又称为睡眠呼吸暂停低通气综合征（SAS），是指每晚 7h 睡眠中，呼吸暂停反复发作 30 次以上或呼吸暂停低通气指数 ≥5 次/小时以上，并伴有打鼾、嗜睡等症状，动脉血氧分压下降。该疾病在老年人群中发病率高，并且有潜在危险性，严重威胁着老年人的生命安全，所以要提高重视程度。

SAS 可分为三类：阻塞型、中枢型、混合型，其中阻塞型最多见。阻塞型是指呼吸暂停而呼吸运动仍然存在；中枢型是指呼吸暂停和呼吸运动同时消失；混合型是指一次呼吸暂停过程，其前半部分具有中枢型特点，后半部分有阻塞型特点。

SAS 的原因有：①年龄、性别，随年龄的增长发病率增加，其中男性明显多于女性；②上呼吸道狭窄，肥胖、鼻息肉、扁桃体肿大、软腭松弛、舌根后坠、颞颌关节障碍等；③神经系统病变，脊髓灰白质炎、脑炎、家族性自主神经异常等；④疾病影响，甲状腺功能减退、肢端肥大症、部分充血性心力衰竭等；⑤其他因素，肌肉疾患、神经、体液、内分泌等因素的影响。

（二）护理评估

1. 健康史

向患者及其家属了解老年人夜间的睡眠情况，有无打鼾、呼吸停止、憋醒。询问老年人白天的意识状态，有无嗜睡、意识模糊、头晕乏力、注意力不集中、记忆力减退等症状。了解相关疾病和用药情况。

2. 身体状况

进行耳鼻咽喉及口腔的检查，了解有无发育异常、增生等引起上气道狭窄的因素。老年人睡眠呼吸暂停综合征常和多种疾病并存，互相关联，所以建议行全身体格检查，掌握老年人生理状况，查找病变体征。

3. 辅助检查

（1）多导睡眠图（PSG）　PSG 检测是确诊 SAS 的金指标，并能确定临床类型及病情轻重。

（2）动脉血气分析　病情严重的老年人可有血氧饱和度下降、低氧血症、高碳酸血症、呼吸性酸中毒。

（3）影像学检查　上气道 CT 断层扫描、磁共振（MRI）等检查用于判断下颌形态，确定狭窄部位。

（三）护理诊断

（1）睡眠形态紊乱　与夜间多次憋醒睡眠质量下降、白天嗜睡有关。

（2）潜在并发症　猝死、脑卒中、高血压、冠心病、肺心病等。

（四）护理目标

（1）使老年人了解睡眠呼吸暂停综合征的相关知识。

（2）老年人的睡眠情况得到改善。

（3）阻止并发症的发生。

（五）护理措施

1. 积极治疗原发疾病

如神经系统疾病、充血性心力衰竭等。

2. 用药护理

根据病变类型选择药物。阻塞型可试用乙酰唑胺、甲羟孕酮、普罗替林；中枢型可选择阿米三嗪、乙酰唑胺、茶碱等增加呼吸驱动力。

3. 氧疗

可以纠正低氧血症，降低呼吸暂停和低通气次数。

4. 辅助通气护理

是目前中、重度患者的首选治疗。多选用家用呼吸机，在睡眠时行无创正压机械通气，可以显著提高睡眠质量，有效改善白天嗜睡、头痛及记忆力减退等症状，阻止并发症的发生。

5. 手术护理

可通过悬雍垂软腭咽成形术、激光辅助咽成型术、鼻手术、正颌术等术式消除上气道狭窄。

6. 健康指导

（1）建议肥胖的老年人控制饮食，增加活动量，减轻体重。

（2）加强睡眠监护，病情严重的患者睡眠时有猝死的危险，所以家属必须加强睡眠观察。如果有长时间的呼吸停止，必须马上拍醒老年人，以免发生意外。

（3）建议老年人睡眠时采取右侧卧位，可以避免加重气道狭窄。

（4）睡前避免饮酒及服用镇静药物。

（5）预防上呼吸道感染。

（六）护理评价

经过治疗和护理，老年人睡眠状态是否好转，并发症是否被阻止。

第五节　老年人的性需求和性生活卫生

【引导案例】

李女士，65岁，已婚，阴道灼热、瘙痒1个月，加重1周就诊。通过问诊了解到该患者已于15年前绝经，自诉有糖尿病病史10年，长期服用降糖药，近两年停止性生活。请问：

1. 影响李女士性生活的因素有哪些？
2. 针对李女士性功能障碍，相应的护理措施有哪些？

一、老年人的性需求与现状

美国著名的社会心理学家亚伯林罕·马斯洛认为性是类似于呼吸、水、食物、睡眠那样，是人类最基本的生理需求之一。和谐的性生活，是人与人之间最亲密的沟通，包含了彼此的关怀与分享，通过性的满足而达到情感归属的高层次需求。

老年人的健康长寿，包括健康的身体、完好的心理状态以及良好的社会适应能力。和谐的性生活是身体、心理健康的自然需求，它包括性交型和性接触型两种。相对于老年人来说性生活更注重夫妻之间相互安慰、相互照顾等精神方面的属性，但是每每提到老年人的性生活，由于受传统观念的束缚，往往被家庭和社会所忽视。由于性知识缺乏，"无性生活"被老年人错误地认为是衰老的必然生理变化，属于正常现象。老年人对于性的需求被错误地认为是"老不正经"、"下流"。科学研究已证明，老年人适度、和谐的性生活不仅不会损伤身体，还有助于发挥老年人各个器官和系统的潜在功能，对健康状况产生良好影响，使人精神焕发。另外，对于克服老年抑郁症，防止脑老化，预防前列腺肥大等都起到积极的作用。

二、老年人性生活的护理评估

（一）护理评估前的准备工作

首先护理人员应具备丰富的专业知识和严谨、认真的工作态度，以取得老年人的信任与合作。其次，选择相对安静、舒适的评估环境，注意保护老年人的隐私。再有，从尊重、理解老年人及其家属的角度出发，针对老年人的社会背景、受教育程度，坦然、客观地面对性问题。

（二）护理评估

1. 健康史

通过询问的方式向患者及其配偶采集病史及相关资料，包括性欲、性生活频率、是否和谐、有无不适感等内容。评估老年人对性知识的了解以及对性的态度和需求。了解相关疾病和用药情况。

2. 身体状况

了解老年人的性功能随机体老化的退行性改变。检查老年妇女生殖器有无畸形、阴道分泌物的颜色、性状、量等。通过向阴茎海绵体注射血管活性药物，观察阴茎的勃起过程和勃起后的状态，作为诊断勃起障碍的一种常用手段。具体检查项目包括：前列腺检查、生殖道炎症检查、性激素水平测定、阴茎膨胀硬度测验、阴茎膨胀功能检查等。

（三）注意事项

在评估时护理人员要端正思想、摆正心态，从尊重、理解老年人角度出发，注意语言严谨、含蓄、易懂。认真倾听老年人的自诉，注意运用沟通技巧，以获得翔实的健康资料。身体评估时首先要向老年人详细介绍操作过程和检查目的，以便取得老年人的配合。操作时注意手温适宜、动作轻柔，不给患者增加痛苦。

三、影响老年人性生活的因素

1. 心理因素

社会对于性教育的回避以及对性违法行为的宣传使老年人常把性与不耻紧密联系起来，不敢正视这种生理需求。传统思想的影响，使老年人作为一家之长，要强烈维护在家庭中严肃、高大、权威的形象。而性被认为是低俗的活动，禁欲是理所应当的。大多数女性认为性活动的目的是生育，当步入更年期后，丧失了生育能力，性活动就没有必要了。"性活动会加重疾病，甚至诱发死亡"，这种偏颇的认识增加了老年人对性活动的恐惧感，抑制了性欲。

2. 生理功能衰退

步入老年，各系统功能衰退。60岁以后男性睾丸明显缩小，雄激素水平明显降低，精子总数减少，活力减退，使性欲望减弱，每次勃起时间缩短，硬度下降。女性更年期过后，卵巢功能衰竭，性激素水平明显下降，阴道上皮失去雌激素的支持而萎缩、变薄，阴道干燥、伸展性较差使性活动困难。

3. 疾病和药物影响

糖尿病的老年女性常会出现念珠菌性阴道炎，外阴及阴道有灼热、瘙痒、隐痛的症状使性欲下降。一些药物的副作用会影响性功能，如抗精神病药、镇静药、抗抑郁药、中枢神经阻滞药、肾上腺素能阻滞药等有抑制性冲动、影响阴茎的勃起等副作用。过度饮酒，通常也可引起性功能障碍。

4. 知识缺乏

缺乏对性的正确认识以及相关的生理知识。

5. 社会文化和环境影响

社会对于性教育严重缺失，而媒体关于性违法案件的报道比比皆是，吸引人的眼球，导致人们常把性和罪恶联系起来，不能正视性生理，缺乏科学认知。离退休老年人常和子女生活在一起，甚至与第三代同居一室，性活动受到环境因素的制约。丧偶、离异老年人迫于社会舆论和家庭压力，往往选择独自生活，性需求得不到满足。

四、老年人性生活的护理与卫生指导

1. 消除疾病影响

积极治疗基础疾病，如糖尿病、甲状腺功能减退症、关节疾病、高血压等。消除疾病影响，为性活动提供支持。

2. 性生活指导

老年人的性生活一定要注意适当节制，在酒后、饱餐、疲劳、情绪不稳定、疾病的急性发作期等情况下不要过性生活。老年女性阴道干涩，可使用润滑剂来进行改善。在性生活前男女双方都要清洁性器官，不洁性交可能会引起双方的生殖系统感染。居室温度要适宜，注意隐私的保护。

3. 注意监护

性生活既是体力活动也是精神活动，对于有心血管系统疾病的老年人一定要注意性生活的频率和强度。性生活可使心肌耗氧量增加，有诱发心绞痛、心律失常、甚至心肌梗死的可能。所以患病老年人一定要根据自身情况，慎重处之。当出现胸闷、胸痛、心悸时必须立即停止房事，及时就医。

4. 心理护理

性生活是人体基本生理需求之一，老年人的性生活理应受到尊重和理解。消除愚昧和偏见，帮助老年人树立正确的性观念，自信、乐观，提高生命质量。

实训二　老年人日常生活护理

【目的】

1. 学会正确评估老年人日常生活能力和生活质量。

2. 能够恰当运用沟通技巧，在实践中取得老年人的信任，增进交流，获取全面的健康资料。

3. 通过观察、沟通及时了解存在于老年人生活中的健康隐患，运用所学的知识进行护理指导和健康教育。

【实训前准备】

1. 物品的准备　老年人居家环境安全评估表（附表1）、老年人日常生活能力评估表（附表2）、老年人日常生活质量评估表（附表3）各若干份，笔、纸等。

2. 老年人的准备　和见习基地的老年人取得联系，使其做好准备。

3. 护生的准备　复习相关内容，并要求仪表端庄，衣帽整洁。

【方法和过程】

1. 将学生分成若干个小组，每组5~6人，指定组长。每小组一种评估表，分发给组长。

2. 选择一家社区、养老院或者老年公寓，选取与小组数匹配的几位老人，提前向老人说明本次实践的过程和教学意义，取得老年人的配合。

3. 以小组为单位开展活动，注意环境安静、温暖，有利于保护老年人的隐私。教师巡视。

4. 活动结束后，感谢老人的配合，回到学校。

5. 以小组为单位对收集的内容进行梳理、归纳、总结。

6. 由组长书写护理经过，包括：护理评估、护理诊断、护理措施、健康指导等。

7. 教师点评。

目标检测

1. 跌倒的预防措施<u>不包括</u>（　　　）
   A. 尽可能减少老年人的活动、锻炼　　　B. 居室地面干燥
   C. 楼道备有声控灯　　　　　　　　　　D. 为活动障碍的老人提供助行器
   E. 积极治疗与跌倒相关的疾病

2. 关于老年人跌倒的因素中，内在因素是（　　　）
   A. 生理性老化　　　　　B. 不合理的居室布局　　　　C. 鞋子不防滑
   D. 厨房、厕所地面积水　　E. 床垫过于松软

3. 张女士，60岁，生活能自理，最近视力下降，看不清楚近物，修剪指甲最好采用
   （　　　）
   A. 指甲刀　　　　　　　B. 戴上老花镜　　　　　　　C. 等别人代剪
   D. 带放大镜的指甲剪　　E. 普通指甲剪

4. 王老汉，70岁，皮肤瘙痒难忍，冬季严重，皮肤清洁的处理，恰当的是（　　　）
   A. 最好用淋浴　　　　　　B. 洗澡时最好用碱性肥皂
   C. 洗澡时水温越热越好　　D. 坚持天天泡澡
   E. 抓挠皮肤止痒

5. 张女士，50岁，咳嗽或提重物时，出现不自主的排尿，其正确的护理诊断
   是（　　　）
   A. 压力性尿失禁：与盆底肌肉松弛，尿道固有括约肌功能减退有关
   B. 无阻力尿失禁：与膀胱失去储尿能力有关
   C. 反射性尿失禁：与神经反射有关
   D. 急迫性尿失禁：与逼尿肌收缩未被控制有关
   E. 充溢性尿失禁：与膀胱括约肌功能减退有关

6. 关于老年人的营养和饮食护理中<u>不正确</u>的是（　　　）
   A. 食用富含纤维素食物　　B. 多吃蔬菜和水果　　　　C. 食用精制面粉
   D. 低盐、低糖饮食　　　　E. 多吃杂粮

7. 下列哪项是老年人排尿护理中应<u>避免</u>的（　　　）
   A. 合理安排饮水时间和量
   B. 为减少夜间排便次数，睡前不饮水
   C. 对于有排尿困难的老人，要明确病因以施治
   D. 晚餐后不可饮咖啡和浓茶
   E. 对于行走困难的老年人，床旁放便器以备用

8. 促进老年人睡眠的措施中，<u>欠妥</u>的一项是（　　　）
   A. 不喝浓茶　　　　　　　B. 睡前用热水泡脚　　　　C. 晚餐要吃饱
   D. 尽量少用安眠药　　　　E. 安排安静、舒适的睡眠环境

9. 为了避免活动后过度兴奋而影响入睡，应在临睡前几小时结束锻炼（　　　）
   A.1h　　　　　　　　　　B.2h　　　　　　　　　　C.3h

D.4h E.5h

10. 老年人身体锻炼的原则，<u>不正确</u>的是（　　）
    A. 加强监护　　　　　　B. 循序渐进　　　　　　C. 选择适当的训练项目
    D. 锻炼时必须有护士陪同 E. 持之以恒

11. 下列哪项<u>不是</u>影响老年人性生活的因素（　　）
    A. 传统观念的影响
    B. 社区服务站关于老年人的性健康的讲座
    C. 缺乏知识
    D. 不稳定的心绞痛
    E. 过度饮酒

12. 关于老年人性生活的护理和卫生指导，<u>错误</u>的是（　　）
    A. 积极治疗男性前列腺炎
    B. 尽可能增加性生活频率，以促进身体健康
    C. 性生活前男女双方均要清洗性器官
    D. 加强性教育，消除老年人的心理阴影
    E. 加强患病老年人性生活时的自我监测

（张晓惠）

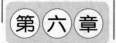

第六章

老年人的用药护理

学习目标

1. 掌握老年人的用药护理。
2. 熟悉老年人的用药原则。
3. 了解老年人的用药特点。

【引导案例】

吴大妈，65 岁，患慢性支气管炎 10 余年，每到冬季就出现咳嗽、气喘等症状。家属为老人治病心切，每次到医院看病都要求医生给用最好的抗生素。时间一长，吴大妈的感染症状越来越不好控制，最后发展到肺心病。请问：

1. 如何评估吴大妈的用药情况？
2. 怎样指导吴大妈安全用药？

随着增龄，老年人各脏器的组织结构和生理功能逐渐出现退行性改变，在药物的吸收、分布、代谢和排泄等方面能力下降，影响了药物的疗效。另外，老年人往往多种疾病同时存在，治疗中应用药物品种较多，使得药物不良反应的发生率相应增高。因此，了解老年人的药物代谢特点，观察老年人对药物的反应，合理指导老年人安全用药是老年护理工作的重要内容之一。

第一节 老年人的用药特点

一、老年人药物代谢特点

老年药物代谢动力学简称老年药动学，是研究老年人机体对药物处置的科学，即研究药物在老年体内的吸收、分布、代谢和排泄过程及药物浓度随时间变化规律的科学。由于老年人各脏器生理功能的改变，其药代动力学的特点也随之发生改变。

1. 药物的吸收

药物的吸收是指药物从给药部位转运至血液循环的过程。临床上大多数药物都通过口服给药，经胃肠道吸收后进入血液循环，然后到达靶器官而发挥药效，因此，胃肠道的组织结构及功能的改变会对药物的吸收产生影响。影响老年人胃肠道药物吸收的因素有以下几点。

（1）胃液 pH 升高　老年人胃黏膜萎缩，胃壁细胞功能下降，胃酸分泌减少，使胃液 pH 升高，影响到药物离子化程度。酸性药物在酸性环境下，解离度小，吸收多。碱性药物在碱性环境下，解离度小，吸收多。如弱酸性药物阿司匹林在正常胃酸情况下，不容易在胃内解离，吸收良好；当胃酸缺乏时，其离子化程度增大，使药物在胃中吸收减少，影响药效。苯巴比妥、地高辛的吸收速率因胃液 pH 升高而减慢，从而起效慢。

（2）胃排空速度减慢　老年人胃壁平滑肌萎缩，从而导致胃张力减弱，胃肠蠕动减慢，使胃排空速度减慢，延迟药物到达小肠的时间。大多数药物在小肠内有最大的吸收效率，故胃排空使药物到达小肠的速度能显著影响吸收，胃排空时间延长，使药物的吸收速率降低，吸收延缓，有效血药浓度到达的时间推迟，特别对在小肠远端吸收的药物或肠溶片有较大的影响。

（3）肠蠕动减慢　老年人肠蠕动减慢，肠内容物在肠道内移动时间延长，药物与肠道表面接触时间延长，使药物吸收增加。

（4）胃肠道和肝血流减少　随年龄增长胃肠道和肝血流量相应减少。胃肠道血流量减少，使溶解与弥散不良的药物吸收减少，药物浓度峰值降低，作用延迟或降低。同时由于胃液量和肠液量的减少，使难溶性的药物吸收减少。肝血流量减少，使药物首过效应减弱，对某些首过效应明显的药物消除减慢，使其血药浓度升高。

2. 药物的分布

药物的分布是指药物吸收进入体循环后向各组织器官及体液转运的过程。影响老年人药物在体内分布的主要因素如下。

（1）器官血流量减少　老年人心排血量降低，导致器官血流灌注不足。老年人组织器官血流量的减少可直接影响药物到达某一组织器官的浓度，从而降低某些药物的效应。

（2）血浆蛋白浓度降低　老年人随着年龄的增加血浆蛋白浓度相应降低，可供药物结合的血浆蛋白成分减少，因而药物与血浆蛋白的结合率降低。应用两种以上药物时，由于药物之间竞争血浆蛋白结合点而产生的竞争性抑制作用，可使某一药物的血浆游离药物浓度增加，因此增加了产生药物毒性的危险性。

（3）机体组织成分改变　老年人脂肪组织增加，机体含水总量及非脂肪组织减少，细胞内液也相对减少。因此，脂溶性药物在老年人的组织细胞内分布的浓度增高，体内药物维持的时间也延长。但对于水溶性药物如阿司匹林，由于在脂肪组织中分布较少，因而血浆浓度较高，即使是常用剂量，也可能产生药物蓄积中毒。

（4）老年人血 – 脑屏障的通透性增高　随着衰老，老年人血 – 脑屏障的通透性相应增加，使得更多药物进入脑脊液，致使毒性作用增强。

3. 药物的代谢

药物的代谢是指药物在体内发生的化学变化，又称生物转化。大多数药物进入人体后，除发挥治疗作用外，还在体内通过氧化、还原、分解、结合等进行代谢。

肝脏是药物代谢的主要器官，大多数药物经肝药酶的催化，促使药物生物转化。老年人随着年龄的增大，肝实质细胞数量减少；肝血流量比成年人降低40%～65%；肝药酶合成减少，活性减弱，这些因素使老年人药物代谢速度减慢，肝脏对药物的代谢速度只有年轻人的65%。药物半衰期延长，药物作用增强，易造成某些主要经肝脏代谢的药物蓄积，如普萘洛尔、氯丙嗪、利多卡因、苯巴比妥、阿司匹林、保泰松等。因此，老年人应用这些药物时，应注意减量或延长药物应用的间隔时间。

4. 药物的排泄

药物的排泄是指药物在体内经吸收、分布、代谢后，最后以药物原型或其代谢产物的形式通过排泄器官或分泌器官排出体外的过程。

肾脏是最主要的排泄器官。肾血流量、肾小球滤过率、肾小管分泌功能均可影响到药物的排泄。老年人随着年龄的增长，肾小球滤过率和肾血流量都会相应降低。65岁时肾血流量为年轻人的40%～50%；80岁时，肾小球滤过率约比年轻人下降46%，一般仅为60～70ml/min；老年人的内生肌酐清除率（Ccr）也比中青年人明显减低。因此，老年人使用经肾脏排泄的药物时，易使血药浓度增高或半衰期延长而出现蓄积中毒。如使用地高辛、四环素类药、氨基糖苷类药、磺胺类药、非那西丁、苯巴比妥、普萘洛尔等药物时应慎重，并根据Ccr调整给药剂量或间隔时间。老年人如有脱水、低血压、心力衰竭或其他病变时，可引起肾功能损害，故用药更应小心，最好能监测血药浓度。

二、老年人药效学特点

药效学是研究药物的效应及其作用机制以及药物剂量与效应之间规律的科学。老年药效学是指机体效应器官对药物的反应随年龄增长而发生的改变。

老年人脂肪组织增加，机体含水总量及非脂肪组织减少，细胞内液相对减少，血浆蛋白浓度降低，影响了药物的分布和消除。此外，老年人肝血流量和肝药酶活性降低，肾血流量和肾小球滤过率以及肾小管功能的减弱，也使老年药效学发生了改变，其改变有如下特点。

1. 对药物的敏感性发生改变

老年人对大多数药物的敏感性、作用增强，对少数药物的敏感性降低（表6-1）。

> **知识链接**
>
> **老年人血药浓度监测**
>
> 老年人肝脏代谢药物能力的改变不能采用一般的肝功能检查来预测，这是因为肝功能正常不一定说明肝脏代谢药物的能力正常。一般认为，血药浓度可反映药物作用强度，血浆半衰期可作为预测药物作用和用药剂量的指征。

表6-1 老化对药物敏感性及作用的影响

药物名称	老化对药物作用的影响
吗啡	急性止痛作用↑
喷他佐辛	止痛作用↑
地西泮	镇静作用↑↑
替马西泮	精神运动作用、镇静作用↑
氟哌啶醇	急性镇静作用↓
血管紧张素Ⅱ	增加血压↑
地尔硫䓬	急性抗高血压作用↑
非洛地平	抗高血压作用↑
维拉帕米	急性抗高血压作用↑
依那普利	急性抗高血压作用↑
多巴胺	增加肌酐廓清↓
异丙肾上腺素	心脏变速及血管扩张作用↓
普萘洛尔	心脏变速作用↓
沙丁胺醇	支气管扩张↑
异丙托溴铵	支气管扩张↓
布美他尼、呋塞米	尿量及钠排泄↓
华法林	肌酐廓清↓
甲苯磺丁脲	急性降血糖作用↓

2. 对药物的耐受性降低

（1）多药合用耐受性明显降低　临床观察发现，老年人单一用药或少数药物合用的耐受性较多药合用为好，如利尿药、镇静药、安定药各一种并分别服用，耐受性较好，能各自发挥预期疗效。但若同时合用，则患者不能耐受，易出现直立性低血压。

（2）对易引起缺氧的药物耐受性降低　因为老年人呼吸系统、循环系统功能降低，易引起缺氧，对易引起缺氧的药物应尽量避免使用。如哌替啶对呼吸有抑制作用，禁用于患有慢性阻塞性肺气肿、支气管哮喘、肺源性心脏病等的患者。

（3）对肝脏有损害的药物耐受性降低　老年人肝功能下降，对利血平及异烟肼等损害肝脏的药物耐受力下降，老年人应慎用。

（4）对排泄慢或易引起电解质紊乱的药物耐受性下降　老年人由于肾调节功能和酸碱代偿能力较差，对于排泄慢或易引起电解质紊乱的药物的耐受性下降，故药物使用剂量宜小，间隔时间宜长，还应注意检查药物的肌酐清除率。

（5）对胰岛素和葡萄糖耐受力降低　由于老年人大脑耐受低血糖的能力较差，易发生低血糖昏迷。

3. 药物不良反应发生率增加

老年人往往多种疾病同时存在，并且病程长，治疗中多种药物并用的情况较多，并且用药时间长，使老年人药物不良反应发生率增加。

第二节　老年人的用药原则

老年人随着年龄的增长，生理功能出现退行性改变，组织器官灌注量和肝血流量明显下降，肝脏药物代谢功能衰退，肾脏的排泄速度减缓。因此，对药物的耐受程度明显下降。为保证老年人用药的安全和有效，对老年患者用药应深入细致地了解病情，充分掌握用药指征及药物不良反应，根据老年人的生理、病理特点，合理用药。老年人用药时应遵循以下原则。

一、适应证原则

老年人用药要有明确的适应证。老年人由于代谢和排泄器官功能的衰退，对药物的敏感性发生改变，若药物使用不当可使病情加重或发生不良反应。用药前根据老年人的特殊生理和病理因素，正确作出诊断，明确适应证，辨证施治，合理用药。对有些病证可以不用药物治疗的则不要急于用药，如失眠、抑郁等可通过调整生活习惯、生活环境，人际关系等得到改善；老年性便秘，可通过多食含纤维素丰富的食物，加强腹肌锻炼等改善症状。

二、个体化原则

老年人由于个体衰老的程度不同，对药物敏感性存在较大的个体差异。有的药应用普通剂量不生效，而有些药常用剂量却发生毒副反应。因此，老年人用药要根据老年人的年龄，体重，肝、肾功能，临床状况，治疗反应等进行综合考虑；因人而异，不能千篇一律。

三、安全性原则

1. 掌握最宜剂量

老年人用药量《中国药典》规定为成人量的3/4。一般开始用成人量的1/4～1/3，然后根据临床反应调整剂量，直至出现满意疗效而无药物不良反应为止。对高龄、体重较轻、一般情况较差的老年患者用药要遵循从"最小剂量"开始逐渐达到适宜于个体的最佳剂量，以确保用药安全。

2. 用药从简

老年人往往多种疾病同时存在，治疗中多种药物并用的情况较多，使老年人容易发生药物不良反应。据统计，同时用药5种以下者，药物不良反应发生率为6%～8%，同时用6～10种时升至40%，同时用15～20种以上时，发生率升至70%～80%。联合用药品种愈多，药物不良反应发生的可能性愈大。所以老年人药物品种要尽量简单，应视病情轻重缓急先后论治，以减少药物的不良反应。

3. 加强药物监测

在老年人出现的药物不良反应中，通过药物监测，有很多是可以预防的。如老年人服用地高辛、抗心律失常药、抗高血压药、抗糖尿病药和抗生素等，在用药过程中除密切观察药物不良反应外，还应定期作血药浓度监测或其他相关检查，如血压，心电图，电解质，血生化，肝、肾功能等检查，以指导合理用药。尤其是治疗量和中毒量比较接近的药品。

4. 及时停药

老年人在用药过程中，要随时观察用药后的病情变化，根据病情及时调整、更换或停用药物。

四、有效化原则

1. 掌握好用药最佳时间

根据时间生物学和时间药理学的原理，选择最佳的作用时间进行治疗，以提高疗效和减少毒副作用。如胰岛素在凌晨时给药，其疗效远大于其他时间给药；一些健胃药物、抗酸药物、解痉止痛药物等，在饭前服用则会收到较好的疗效；降压药应在血压高峰前给药，一般早晨起床后到中午时为血压高峰期，不要在血压低谷前给药；降糖药一般要求饭前半小时给药，但有些药物如拜糖平（阿卡波糖）等，必须在进餐时给药。

2. 选择适宜的给药方法

老年患者需要长期用药时，尽可能采用口服给药。对吞咽困难，不能用片剂、胶囊剂的可改用液体剂型，必要时注射给药。老年人因胃肠道功能不稳定，所以尽量减少肠溶缓释片，避免因胃肠蠕动加速而吸收不充分，又因便秘而增加吸收产生毒性。

第三节　老年人的用药护理

随着年龄的增长，老年人的记忆力、理解力均减退，对药物的治疗目的、服药时间、服药方法常不能正确理解，影响用药安全和药物治疗的效果。因此，护理人员应指导老年人正确用药。

一、老年人用药情况评估

1. 用药史评估

详细评估老年人既往和现在的用药情况，有无引起过敏药物、引起副作用的药物种类及老年人对药物的了解情况，建立完整的用药记录。

2. 各系统老化程度评估

评估老年人各脏器的功能状况，如肝、肾功能及患病情况。

3. 服药能力评估

包括视力、听力、阅读能力、理解能力、记忆力、吞咽能力、获取药物的能力、发现不良反应的能力。

4. 心理、社会状况评估

了解老年人对药物有无依赖、期望、恐惧等心理，老年人的文化程度、饮食习惯、家庭经济状况，对当前治疗方案和护理计划的了解、认识程度和满意度，家庭的支持情况等。

二、老年人安全用药护理措施

老年人药物不良反应发生率高，护理人员要密切观察和预防药物的不良反应，提高老年人的用药安全。

1. 密切观察药物的不良反应

老年人常见药物不良反应有以下几方面。

（1）直立性低血压　老年人血管运动中枢的调节功能减弱，压力感受器发生功能障碍，即使没有药物的影响，也会因为体位的突然变化而产生头晕。当使用降压药、三环抗抑郁药、利尿剂、血管扩张药时，更容易导致直立性低血压而发生跌倒，因此，在使用这些药时应特别谨慎。

（2）精神症状　中枢神经系统尤其是大脑最易受药物作用的影响。老年人中枢神经系统对某些药物的敏感性增高可引起精神错乱、抑郁和痴呆等。老年人使用中枢性抗胆碱药苯海索，即使小剂量也会发生精神混乱。如洋地黄类药、酚噻嗪类药、吲哚美辛、皮质激素、甲基多巴、利血平等，均可引起抑郁症。使用中枢性抗胆碱药左旋多巴或金刚烷胺，可引起大脑兴奋，加重痴呆症状。

（3）耳毒性　老年人由于内耳毛细胞数目减少，听力有所下降，易受药物的影响。年老体弱者应用氨基糖苷类抗生素和多粘菌素可致第八对脑神经损害，而产生前庭症状和听力下降，甚至永久性耳聋，所以老年人最好避免使用此类抗生素和其他影响内耳功能的药物。

（4）尿潴留　患有前列腺增生的老年人，使用呋塞米、利尿酸等强效利尿剂可引起尿潴留。使用阿托品、颠茄等抗胆碱药物、三环抗抑郁药和抗帕金森病药，也易引起尿潴留，而伴有前列腺增生及膀胱颈纤维病变的老年人尤易发生。使用这些药物时，开始应以小剂量分次服用，然后逐渐加量。

（5）药物中毒　老年人各个重要器官的生理功能减退，肝、肾解毒功能也相应降低。因此，老年人用药容易发生蓄积中毒。在使用各类药物时，应密切观察有无中毒反应的发生，并及时进行相应处理。

2. 用药从小剂量开始

老年人用药一般从成年人剂量的 1/4 开始，逐渐增大至 3/4，同时要注意个体差异，治疗过程中要求连续性的观察，一旦发现不良反应，及时协助医生处理。

3. 定期监测

使用对骨髓、肝、肾、眼、耳等有损害的药物时，应注意血药浓度的监测，定期进行肝、肾功能的检查，便于早期发现药物不良反应或毒性反应，及时调整药量及种类。对长期服用某一种药物的老年人，也应注意监测血药浓度。

4. 加强老年人用药护理，提高依从性

（1）对住院、住公寓的老年人，护理人员应严格执行给药操作规程，将早晨空腹服、食前服、食时服、食后服、睡前服的药物分别按时送到患者床前，并照顾其服下。对独居的老年人，将 1 周需用的药物预先分放好，便于老人服用，也可建立服用药品的日程表或备忘卡。独居老人自行服药存在问题者则需加强社区护理干预。

（2）对于精神异常或不配合治疗的老年人，护理人员需协助和督促患者服药，并确定其是否将药物服下。

（3）对吞咽障碍的老年人，可通过鼻饲管给药。

（4）对于外用药物，应与口服药分开放置。护理人员应详细说明，并告知家属。并在盒子外贴上红色标签，注明不可口服。

（5）帮助老年人保管药品，定期整理药柜，保留常用药和正在服用的药物，弃除过期变质的药品。

5. 老年人安全用药指导

（1）加强老年人用药的解释工作　护理人员要耐心向其解释药物的种类、名称、用药方式、药物剂量、药物作用、不良反应和期限等，必要时以书面方式，在药袋上用醒目的颜色标明用药的注意事项。此外，要反复强调正确服药的方法和意义。

（2）鼓励老年人首选非药物性措施　指导老年人如果能以其他方式缓解症状的，暂时不要急于用药，如失眠、便秘和疼痛等，应先采用非药物性的措施解决问题，将药物中毒的危险性降至最低。

（3）指导老年人不要滥用非处方药　一般健康老年人不需要服用滋补药、保健药、抗衰老药和维生素等。只要注意调节好日常饮食，注意营养，科学安排生活，保持平和的心态，就可达到健康长寿的目的。对体弱多病的老年人，要在医生的指导下，辨证施治，恰当服用滋补药物。

（4）加强家属的安全用药知识教育　对老年人进行健康指导的同时，还要重视对其家属进行有关安全用药知识的教育，使家属学会正确协助和督促老年人用药，避免发生因用药不当所造成的意外。

目标检测

1. 药物排泄的主要器官是（　　）
   A. 肝脏　　　　　B. 肾脏　　　　　C. 肠道
   D. 呼吸道　　　　E. 脾脏

2. 影响老年人胃肠道对药物吸收的因素是（　　）
   A. 胃液 pH 升高　　B. 胃肠运动功能增强　　C. 胃肠道血流增强
   D. 肝血流增强　　　E. 胃液量增加

3. 影响老年人药物分布的因素是（　　）
   A. 肝血流增强　　　B. 血浆蛋白浓度增加　　C. 脂肪组织增加
   D. 血－脑屏障通透性降低　　E. 胃肠道血流增强

4. 老年人选择药物原则除哪项外均正确（　　）
   A. 剂量要小　　　　B. 只能选择液体剂型　　C. 服药剂量为成人的 3/4
   D. 用药前认真核对药名　　E. 相同作用的药物应避免联用

5. 除哪项外，均是预防药物不良反应的护理（　　）

A. 遵医嘱用药   B. 虚弱患者剂量宜酌情增加

C. 注意观察药物的不良反应   D. 减少服药种类及剂量

E. 按时按量和按次数服药

6. 关于老年人药物代谢特点，下列叙述哪项不妥（   ）

  A. 肝药酶合成减少   B. 肝血流量减少

  C. 肝实质细胞数量减少   D. 半衰期延长，药物作用减低

  E. 半衰期延长，药物作用增强

7. 65 岁时肾血流量为年轻人的（   ）

  A.10% ~20%   B.20% ~30%   C.40% ~50%

  D.60% ~70%   E.80% ~90%

8. 80 岁时，肾小球滤过率一般为（   ）

  A.20 ~30ml/min   B.30 ~40ml/min   C.40 ~50ml/min

  D.60 ~70ml/min   E.80 ~90ml/min

9. 老年人对药物敏感性降低的是（   ）

  A. 吗啡   B. 地西泮   C. 沙丁胺醇

  D. 甲苯磺丁脲   E. 左旋多巴

10. 老年人对药物的敏感性增高的药是（   ）

  A. 多巴胺   B. 地西泮   C. 异丙肾上腺素

  D. 甲苯磺丁脲   E. 布美他尼

（李玉明）

第七章

老年人的健康评估

学习目标

1. 掌握老年人躯体健康评估的方法，能够准确收集老年人的健康史，能够运用所学知识对老年人进行健康评估。
2. 熟悉老年人健康评估的内容及注意事项，老年人心理健康评估的内容。
3. 了解老年人社会健康评估的内容。

【引导案例】

王某，男，61岁，丧偶多年，子女不在身边，最近刚退休，一个人在家，平时主要是看看报纸和新闻，朋友来访时发现其有莫名其妙的焦虑感、恐惧感，情绪反复无常，不愿参与社交活动。请问：

1. 应从哪些方面评估他的问题？
2. 评估方法有哪些？常用哪些量表？

老年人的健康评估应通过交谈、观察和体检获得准确、全面的资料，从而分析、诊断老年人的健康问题。老年人的健康评估包括躯体健康评估、心理健康评估和社会健康评估三个方面。

第一节 概　述

健康不仅是指没有疾病和身体缺陷，还要有完整的生理、心理状况和良好的社会适应能力。护理人员对老年人进行健康评估时，应该全面考虑，不仅要处理已经发生的问题，还要预防潜在问题的发生。

一、老年人健康评估的内容

1. 躯体健康的评估

躯体健康可以影响到老年人的心理健康水平，还可以影响到老年人的社会适应能力，主要包括健康史的采集、身体评估、功能状态评估和辅助检查四个部分。

2. 心理健康的评估

心理健康是反映健康的重要部分，包括认知的评估、焦虑的评估、抑郁的评估等，一般用量表进行评估。

3. 社会健康的评估

社会学健康观指出健康是一个人所具有的正常的社会角色功能，具有执行其社会角色和义务的最佳状态。老年人的社会评估包括角色评估、环境评估、家庭评估、文化的评估。

二、老年人健康评估的注意事项

1. 提供适宜的环境

老年人体温调节能力下降，评估时注意室内温度，注意保暖。评估场所应安静、无干扰，让老年人在较为舒适、轻松的环境中回答问题、接受检查。

2. 安排充足的时间

由于老年人反应较慢，思维能力下降，评估需要较长时间。但老年人容易疲劳，不应交谈时间过长，可根据情况分次进行健康评估，保证资料的准确性和完整性。

3. 运用沟通的技巧

交谈中应尊重老年人，讲话时采用温柔、关心的语气提出问题，语速稍慢些，语音清晰，选用通俗易懂的语言，适时注意停顿和重复。询问时面带微笑，讲话要得体，还要有耐心。适当运用触摸、拉近空间距离等技巧，注意观察非语言性信息，如表情、眼神、手势和坐姿等，增进与老人的情感交流。对认知功能障碍的老人收集资料时，询问要简洁得体，必要时可由照顾者协助提供资料。

4. 选择恰当的方法

对老年人进行躯体评估时，应选择合适的体位，重点检查易于发生皮损的部位。检查口腔要取下义牙，检查耳部要取下助听器。有些老人部分触觉功能消失，需要较强的刺激才能引出，在进行痛觉和温度觉检查时，注意不要损伤老人。

第二节 老年人躯体健康评估

对老年人进行躯体健康评估，可以更好地了解老年人的身体状况、生活自理能力、功能状态，为护理计划的制订和实施提供依据。

一、健康史的采集

1. 现病史

详细询问老年人目前的健康状况，有没有急性或慢性病。仔细询问老年人疾病发生的时间、症状和体征，疾病治疗情况和恢复情况。同时询问近期的睡眠、营养、排泄、性生活和心理状况，老年人对疾病的认识和反应情况。

2. 既往史

详细询问老年人既往疾病史、治疗和恢复的情况，特别与现在疾病相关的疾病要仔细追问，如冠心病、脑血管疾病与高血压病史关系密切。询问老年人有无手术史、外伤史和过敏史。

3. 家族史

询问家族中有无遗传性疾病，家人的死亡年龄和死亡原因。询问有无肿瘤或心血管疾病史。

4. 日常生活功能

询问并观察老年人日常生活功能活动能力和生活自理能力，如穿衣、洗澡、进食、入厕、购物等。

5. 基本生活情况

询问老年人的基本生活状况，是否独居，是否有人照顾。询问老年人兴趣爱好、饮食习惯，是否经常吸烟或酗酒。了解老年人家庭关系如何，是否和睦，与邻里关系如何。

二、身体评估

1. 身高、体重

随着年龄的增长，老年人身高可以缩短，男性平均缩短 2.9cm，女性平均缩短 4.9cm。老年人皮下脂肪减少，体重减轻。

2. 一般状况

询问老年人的营养状况包括食欲、进食情况和有无饮食限制。观察老年人的步态和活动度情况，是否行动不稳，体力活动能力是否丧失等。

3. 生命体征

老年人的体温比青年人稍低。老年人正常的呼吸频率为 16～25 次/分，测量老年人的呼吸应注意呼吸形式、频率、节律，观察有无呼吸困难。老年人的脉率接近正常成年人，测量时注意有无不规则。老年人高血压和低血压较为常见，测量血压注意应在不同时间多次测量，测量部位固定于一则肢体，通常选右上臂测量，以减少误差，剧烈运动后应将测量时间推至休息 30min 以后。

4. 头面部

（1）头发　随着年龄的增长，头发变得稀疏、变白或有秃发。

（2）眼睛及视力　由于老年人皮下脂肪减少，眼球内陷，眼睑下垂。结膜微黄，角膜敏感度下降。老年人眼的迅速调节远、近视力能力下降，视力减退，出现"老花眼"。异常病变可有白内障、青光眼、眼底动脉硬化等。

（3）耳及听力　老年人外耳道皮肤、皮脂腺萎缩，分泌减少，耳廓增大，耳垢干燥。老年人听力下降，出现耳聋、耳鸣。

（4）鼻　老年人鼻腔黏膜萎缩变薄，鼻腔干燥，嗅觉随年龄的增长减退。

（5）口腔　口腔唾液分泌减少，口腔黏膜干燥。由于老年人毛细血管血流减少，口腔黏膜苍白。味蕾减少，味觉功能减退。牙齿变黄、变黑，常有松动或脱落。

5. 胸部

（1）胸廓和肺　胸廓变形，前后径增大出现桶状胸。老年人残气量增多，叩诊多呈过清音。胸廓顺应性下降和呼吸肌力量减弱，胸廓活动受限，导致通气功能减弱，听诊呼吸音强度降低。

（2）乳房　老年女性乳腺组织减少，乳房呈现变长、平坦。如观察发现乳头溢乳或乳房硬结包块，高度怀疑癌症。

（3）心脏　心尖搏动位置下移，幅度减小。主动脉瓣、二尖瓣的钙化、纤维化，导致瓣膜僵硬和关闭不全，听诊时可闻及杂音。

6. 腹部

老年人多腹部脂肪堆积，腹部隆起。腹肌松弛，易于触诊。老年人容易便秘，如触及坚硬的包块，应注意鉴别。听诊肠鸣音可减少。

7. 会阴部

老年人由于激素水平下降，女性阴毛稀疏，阴唇皱褶增多，阴蒂变小，阴道黏膜变薄，阴道变短变窄，子宫、卵巢变小。男性阴茎、睾丸变小，阴囊无褶皱。

8. 皮肤

老年人皮肤变薄，弹性下降，皮肤松弛，皱纹加深，皮肤表面失去光泽、干燥，出现色素沉着。老年人皮肤的触觉、痛温觉减弱，皮肤表面的反应性衰减。

9. 骨骼肌肉系统

骨骼中骨质流失，易发生骨质疏松症和骨折。肌张力下降，肌肉萎缩。关节退行性改变，关节活动受限。

10. 神经系统

老年人神经传导速度减慢，感觉敏感度降低，反应变慢，动作协调能力下降。

三、功能状态的评估

（一）功能状态评估的内容

1. 基本日常生活能力评估

基本日常生活能力是指老年人基本的自身照顾能力，包括每天的更衣、进食、行走、如厕、洗澡和大小便等日常活动。这是反映老年人生活质量最基本的指标之一，如果这一层次功能状态的能力下降，将影响老年人基本生活需要的满足，从而影响老年人的生活质量。

2. 功能性日常生活能力评估

功能性日常生活能力是指维持独立生活所需的功能，包括做家务、打电话、购物、自理财务等活动。这是反映老年人能否独立生活并且是否具备良好的日常生活功能的指标之一，如果这一层次功能状态的能力下降，老年人将难以达到良好的日常生活状态。

3. 高级日常生活能力评估

高级日常生活能力是指与生活质量相关的高水平活动，包括娱乐、职业工作、社会活动等能力。这是反映老年人整体健康状况的指标之一，如果这一层次功能状态的能力下降，将使老年人的健康完整性受到影响。

（二）常用的评估工具

医院、社区、康复中心等老年护理场所，有多种标准化的评估量表可供护理人员使用，如巴氏量表（Barthel Index）（附表4）、日常生活能力量表（ADL）、Lawton 功能性日常生活能力量表（附表5）等。

四、辅助检查

1. 实验室检查

老年人的实验室检查结果与其他人群有一定差异，产生这种差异的原因可能为老年人所患疾病引起的改变，也可能为正常老年期的改变，有时老年人服用一些药物也会引起实验室检查结果有改变。目前老年人实验室检查标准的正常值资料很少，护理人员应通过长期观察和反复检查，结合病情变化，正确解读老年人的实验室检查数据，确认实验室检查数据的异常是生理性改变还是病理性变化所致，避免延误诊断和治疗。

（1）血常规 老年人血常规检查值异常十分常见，一般认为以红细胞 $< 3.5 \times 10^{12}/L$，血红蛋白 $< 110g/L$，红细胞压积 < 0.35，作为老年人贫血的标准。白细胞的参考值为 $(3.0 \sim 8.9) \times 10^9/L$。

（2）尿常规 老年人尿胆原、尿蛋白实验室检查结果与成年人无明显差异，但老年人尿沉渣中白细胞 > 20 个/HP 才有意义。

（3）血沉 在健康的老年人中，血沉变化范围很大。一般认为 60 岁以上老年人因为纤维蛋白原含量逐渐增高而血沉增快。老年人血沉在 $30 \sim 40mm/h$ 无病理意义。如血沉超过 $65mm/h$，应考虑感染、肿瘤和结缔组织病。

（4）生化检查 老年人可有空腹静脉血糖升高，肌酐清除率下降，T_3、T_4 水平下降，TSH 水平升高等改变。

2. 心电图检查

老年人心脏功能受损非常常见，最常用的检查方法为心电图检查。常见的有 P 波轻度平坦；$P-R$ 间期延长；T 波变平；$ST-T$ 非特异性改变；电轴左偏倾向和低电压等。

第三节 老年人心理健康的评估

老年心理是指老年人的心理过程及个性心理特点，包括老年人的认知特征（感觉、知觉、记忆、思维、注意等）、情绪特征、意志行为及个性特征。随着中国人口老龄化进程的加快，如何提高广大老年人的生存质量，已经逐步引起全社会的关注，而心理健康是反映老年人健康的一个重要方面。

一、焦虑的评估

焦虑是个体对环境中的某些刺激感到威胁时的一种紧张的、不愉快的情绪状态，表现为一种缺乏明显客观原因的心神不安、坐卧不宁、担心害怕，常伴有睡眠障碍和自主神经紊乱的表现，如心悸、头晕、入睡困难、多梦易醒、面色苍白等。老年人因退休或患病而对自己的未来担忧，常出现焦虑情绪。

常用的评估方法有以下几种。

1. 观察与访谈

评估者观察、询问老年人有无焦虑症状。

2. 焦虑可视化标尺技术

被试者在可视化标尺上标明自己的焦虑程度。

3. 心理测量

通过量表评估老年人的焦虑程度，常用的量表有汉密顿焦虑量表（HAMA）（附表6）、状态－特质焦虑问卷（STAI）（附表7）、Zung焦虑自评量表（SAS）和Beck焦虑量表（BAI）。

下面主要介绍汉密顿焦虑量表（HAMA）、状态－特质焦虑问卷（STAI）。

（1）汉密顿焦虑量表　汉密顿焦虑量表是用于评定焦虑严重程度的他评量表，通过比较治疗前后症状变化，判断治疗效果。

（2）状态－特质焦虑问卷　状态焦虑是描述一种短暂性的、当前不愉快的情绪体验，如紧张、恐惧、抑郁和神经质，常伴有自主神经功能亢进的表现。特质焦虑是描述一种相对稳定的、具有个体差异的焦虑倾向。状态－特质焦虑问卷能直观地反映被试者的主观感受，可以分别评定状态焦虑与特质焦虑，区别被试者是短暂的情绪焦虑状态，还是人格特质性焦虑倾向。

二、抑郁的评估

抑郁是指个体在失去某种他重视或追求的东西时产生的情绪体验，是一种最常见的情绪反应，其显著特征是情绪低落，典型表现为失眠、悲哀、自责、性欲减退等。老年人常因现实或预期的问题，如病情危重、躯体疾病、丧偶等原因而产生抑郁。因此对老年人抑郁的评估也是心理评估的重要内容。

常用的评估工具有：汉密顿抑郁量表（HAMD）（附表8）、老年抑郁量表（GDS）（附表9）、Zung抑郁自评量表（SDS）等。

三、认知的评估

认知是人们认识、理解、判断、推理事物的过程，并通过个体的行为和语言表达出来，反映了个体的思维能力。认知功能的评估对判断老年人是否能独立生活及生活质量起着重要的作用。

认知的评估包括一个人的心智和行为能力。

常用评定老年人认知状态的量表有简易智力状态检查（MMSE）（附表10）和简易操作智力状态问卷（SPMSQ）。

第四节　老年人社会健康的评估

要全面认识和衡量老年人的健康水平，除了生理功能和心理功能之外，还包括评估他的社会健康状况。社会学健康观指出健康是一个人所具有的正常的社会角色功能，具有执行其社会角色和义务的最佳活动状态。老年人的社会评估包括角色评估、环境评估、家庭评估、文化的评估。

一、角色评估

角色功能是指个体从事正常角色活动的能力，包括正式工作、社会活动、家务活动等，老年人常因老化和疾病的影响而使这种能力下降。对老年人角色评估，其目的是明确被评估者对角色的感知、对承担的角色是否满意、有无角色不良和冲突，以便及时采取干预措施，避免角色功能障碍给老年人带来的生理和心理两方面的不良影响。

1. 角色评估的方法

主要用交谈、询问和观察的方法。

2. 角色评估的内容

（1）承担角色情况　了解老年人过去从事什么职业及担任什么职务。离退休后，离开原来的工作岗位，退出了某些社会角色，目前在家庭或社会中所承担的角色。老年人退休后家庭成了主要的生活场所，他们往往承担起照顾第三代和家庭后勤服务工作的角色。

（2）角色感知情况　询问老年人是否了解自己的角色权利和义务，询问老年人近期做的事情，判断老年人角色感知的情况。

（3）角色满意度　询问老年人希望从事哪些工作，对他而言什么最重要，什么事情对他来说最困难，要让其描述对自己承担的角色是否满意、与自己的角色期望是否相符、有无角色适应不良，同时还要描述别人对他们的角色期望以及角色改变对他们生活方式、人际关系的影响。

二、环境评估

环境是人类生存空间中任何的一种客观存在，或指人类生存的环绕区域，是人类赖以生存与发展的社会和物质条件的综合体。环境对老年人健康有着重要影响。环境评估的目的是了解老年人生活环境中妨碍其生活行为的不利因素，帮助他们建立一个安全、省力、方便、适用、舒适、美观的生活环境。

1. 环境评估的方法

可以采用自述法和询问法获得资料。

2. 环境评估的内容

（1）物理、生物环境　是指一切存在于机体外环境的物理因素的总和，包括生活环境、住房条件、社区的特殊资源等，如空气、食物、气候、卫生设施、安全等。

（2）社会环境　包括生活方式、经济状况、文化背景、法律法规、社会制度、劳动条件、人际关系、社会支持诸多方面，这些与老年人的健康状况有着密切联系。

三、家庭评估

老年人的主要生活场所就是家庭，良好的家庭环境、融洽的家庭关系对老年人身心健康有非常重要的作用。家庭评估主要包括家庭成员的基本资料、家庭类型和结构、家庭成员之间的关系、家庭成员的角色作用、家庭的经济状况、家庭功能、家庭压力、家庭对老年人生活与健康状况的认识。家庭评估的目的是了解老年人家庭对其健康的影响，以便制定有效的护理措施。

常用评估家庭功能的量表有 APGAR 家庭功能评估量表（附表 11），其包括适应度 A（adaptation）、合作度 P（partnership）、成长度 G（growth）、情感度 A（affection）和亲密度 R（resolve）。

四、文化评估

文化是特定人群为适应社会环境和物质环境而形成的共同的行为和价值模式。文化评估的目的是了解老年人的文化差异，以便制定符合老年人文化背景的护理措施。

文化评估的主要内容包括价值观、信念、信仰、习俗，它们与健康密切相关，决定着人们对健康、疾病、死亡的看法和信念。

> **知识链接**
>
> ### 文化休克
>
> 文化休克是指人们生活在陌生文化环境中所产生的迷惑与失落的经历。常发生于个体从熟悉的环境到陌生的环境，由于沟通障碍、日常活动改变、风俗习惯以及态度、信仰的差异而产生的生理、心理适应不良。对于住院的老年患者，医院就是一个陌生的环境。

实训三　老年人的躯体健康评估

【目的】

1. 学会老年人躯体健康评估的方法。

2. 能够区分发生在老年人身上的老化现象和病理改变。

3. 能够使用适当的量表对老年人进行功能状态的评估。

4. 培养护生尊老、敬老、爱老、助老的职业道德。

【实训前准备】

1. 物品准备　尺子、笔、听诊器、血压计、叩诊锤、评估量表、心电图机等。

2. 老年人准备　和见习基地的老年人取得联系，使其作好准备。

3. 护生准备　复习躯体评估的方法，并要求仪表端庄，衣帽整洁。

4. 环境准备　环境安静、舒适，光线适宜，必要时使用屏风。

【方法和过程】

1. 在养老机构内进行。

2. 学生每 4～6 人一组，以养老机构中的一名老人为对象，在教师的指导下进行躯体健康评估，收集健康史，进行身体评估和功能状态评估，并进行必要的辅助检查。

3. 根据采集到的信息，制定老年人躯体健康评估表。

4. 与老年人共同制订护理计划，并及时进行评估，以达到较好的护理效果。

目标检测

1. 面对老年患者进行健康史采集时，应注意（　　）

    A. 交谈一般从既往史开始

    B. 以封闭性问题为主

    C. 一定要耐心倾听，不要催促

    D. 始终保持亲密距离

    E. 当老年人主诉远离主题时，不要打断

2. 属于保证老年人居家安全的项目是（　　）

    A. 冬季房间尽量减少通风时间，避免着凉感染

    B. 洗澡时间不宜过短，可促进血液循环

    C. 夜晚入睡时点亮地灯，保证房间如厕安全

    D. 家中行走通道两侧应多摆放家具，便于老人扶持

    E. 床的两边不要装安全床挡，会造成老人就寝困难

3. 老年期的口腔变化不包括（　　）

    A. 牙龈萎缩   B. 牙齿松动   C. 咬肌萎缩

    D. 涎腺的分泌增加   E. 牙易磨损

4. 老年人活动能力的评估除外（　　）

    A. 老年人现存的活动能力 B. 基本的体格检查

    C. 老年人的家族史   D. 老年人对新活动的耐受力

    E. 老年人的活动兴趣

5. 护士对 75 岁的老年患者进行皮肤状况的评估，下列信息中，表明患者的皮肤存在潜在的问题的是（　　）

    A. 皮肤皱纹增多   B. 皮肤松弛   C. 老年性色素斑增多

    D. 皮肤存在硬结   E. 皮肤表面干燥粗糙

6. 女性，55 岁，近 1 个月来头痛、乏力、早醒、坐立不安、常担心家人会出事，怀疑自己得了不治之症，给家庭带来麻烦，悲观失望。最可能的诊断是（　　）

    A. 神经衰弱   B. 焦虑症   C. 抑郁症

    D. 疑病症   E. 癔症

（7～9 题共用题干）

患者，男性，60 岁，身高 170cm，体重 72kg，爱饮酒、吸烟，喜静坐看书、看电视。

7. 可能存在的健康问题是（　　）

    A. 有高血压的可能   B. 有肥胖的可能   C. 有糖尿病的可能

    D. 个人应对无效   E. 自理能力下降

8. 主要护理诊断是（　　）

A. 皮肤完整性受损　　　　B. 自尊低下　　　　　　C. 个人应对无效

D. 自我形象紊乱　　　　　E. 营养失调：高于机体需要量

9. 健康指导的重点是（　　　）

A. 少量多餐　　　　　　　B. 戒烟、戒酒　　　　　C. 宜清淡饮食

D. 控制饮食，增加活动　　E. 药物治疗

（刘荔萍）

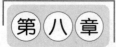

第八章

老年人常见疾病及护理

学习目标

1. 掌握老年人常见疾病的护理评估及护理措施，在护理工作中表现出关心、爱护、尊重老年人及对工作认真负责的态度。
2. 熟悉老年人常见疾病的护理诊断、护理目标、护理评价。
3. 了解老年人常见疾病的概念及病因。

由于生理、心理方面的变化，使老年人对体内外异常刺激的反应性、适应性、防御性和代偿能力等出现不同程度的减弱。老年人常见的疾病以心脑血管、运动系统、呼吸系统和内分泌系统常见。护理人员不仅要掌握老年人护理评估的方法，注意观察老年病的临床特点，还要做好老年人和家属的健康指导，改变不良行为方式，达到健康老龄化的目标。

第一节 老年痴呆

【引导案例】

郭女士，77岁，退休工人。近几个月表现为：不爱洗澡，不修边幅，对家人、朋友冷漠，经常忘记刚刚发生的事情，有时不能说出家人的名字，甚至常见食物的名称。出去散步常常找不到回家的路。

请问：

1. 根据患者的状况，我们应该进行哪些护理评估？
2. 请为该患者制定相应的护理措施。

一、概述

痴呆是一种由于各种有害因素引起大脑器质性损害导致智能严重障碍的临床综合征，其中有多种高级皮质功能紊乱，涉及记忆、思维、定向、理解、计算、学习能力、语言判断和情感等多方面。老年痴呆是指发生于老年期的慢性、进行性脑变质所致的痴呆。产生痴呆症状的疾病有很多，包括阿尔茨海默病（AD）、血管性痴呆（VaD）、帕金森病（PD）等，其中以 AD 最常见，下面重点介绍 AD 病。

阿尔茨海默病是慢性、进行性中枢神经系统变性导致的痴呆，以渐进性记忆障碍、认知功能障碍、人格改变以及语言障碍等神经精神症状为特征。AD 的病因至今仍不清，目前认为与遗传因素、神经递质、免疫因素和环境因素等有关。

二、护理评估

1. 健康史

评估患者有无颅脑外伤史或器质性疾病，是否有老年痴呆阳性家族史。评估患者的发病是否为进行性的改变，是否有情绪抑郁、精神恍惚，行为是否合理，个人卫生和家庭卫生是否整洁，注意患者的生活自理能力。

2. 身体评估

常用量表进行评估患者有无记忆力、认知、言语、思维、定向障碍、性格改变。AD 患者起病隐袭，精神改变隐匿，早期不易被家人察觉。逐渐发生的记忆障碍或遗忘，随病情进展、认知障碍逐渐表现明显，人格异常，生活不能自理。根据病情的发展主要分为三期。

第一期（病期约 1～3 年）：主要表现为近期记忆丧失，远期回忆能力有损害。视空间技能损害表现为图形定向障碍，结构障碍；语言障碍表现为命名不能；人格障碍表现为情感淡漠，偶有易激惹或悲伤。EEG 和 CT 检查表现均正常。能胜任熟悉简单的工作。

第二期（病期约 2～10 年）：记忆力障碍表现为近及远记忆力明显损害。视空间技能损害表现为构图差，空间定向障碍；语言障碍表现为流利型失语；运用能力障碍表现为意想运动性失用；人格障碍表现为漠不关心，淡漠。EEG 表现为背景脑电图为慢节律，CT 表现为正常或脑室扩大和脑沟变宽。不能胜任熟悉简单的工作。日常生活部分需要照顾。

第三期（病期约 8～12 年）：主要表现为智能严重衰退。运动功能障碍表现为四肢强直或屈曲姿势，括约肌功能损害表现为尿、便失禁，EEG 表现为弥散性慢波，CT 表现为脑室扩大和脑沟变宽。生活完全不能自理。

3. 辅助检查

（1）脑电图 早期可以正常，晚期出现大量慢波。

（2）实验室检查 甲状腺功能检查和血清维生素 B_{12} 水平测定是确定痴呆症其他特殊原因的必查项目。还有全血细胞计数、血尿素氮、血清电解质和血糖水平测定；当病史特征或临床情况提示痴呆症的原因可能为感染、炎性疾病或暴露于毒性物质时，则还应进行下列特殊实验室检查：如梅毒血清学检查、血沉、人类免疫缺陷病毒抗体检查或重金属筛查。

（3）脑脊液 患者脑脊液 tau 蛋白、去甲肾上腺素等神经递质及代谢产物水平发生异常。

（4）CT 或 MRI 影像表现为广泛性脑萎缩，以额叶、颞叶为主。MRI 显示脑组织优于 CT。

三、护理诊断

（1）思维过程改变　与神经细胞变性有关。

（2）语言沟通障碍　与认知障碍及构音不清有关。

（3）生活自理困难　与认知障碍及活动能力下降有关。

（4）潜在危险性伤害　与步态不稳、认知障碍、反应迟钝等有关。

（5）家庭应对困难　与照顾者知识缺乏、缺乏正确的指导、负担过重缺少必要的支持有关。

四、护理目标

（1）能够建立对人、时、地的基本定向感。

（2）能表达自己的需求，包括使用肢体语言等。

（3）最大限度地维持生活自理能力。

（4）采取必要的安全措施，提供安全的环境。

（5）对患者家庭给予必要的支持。

五、护理措施

1. 一般护理

生活自理能力缺陷的患者，协助患者进行饮食、洗脸、洗澡及入厕等日常生活行为。进行必要的社交活动，与患者交谈时尽量用简短的句子，患者准备说话时不要催促他们，尽量给足时间让他们考虑想说的内容。

2. 安全护理

家中应有专人陪护，提供相对安全的家居环境。患者不宜单独外出，以防走失。

3. 维持患者的生活自理能力

（1）加强患者日常生活技能的训练　如督促患者按时起床，自己洗脸、刷牙、自行大小便等，要求患者保持清洁习惯。

（2）感觉刺激　嗅觉刺激即选用带有气味的物品，如茶叶、鲜花等让患者辨别，同时提醒患者该东西的用途和使用。触觉刺激即挑选不同纹理的物品，如皮毛、毛线、棉线等让患者辨别，同时提醒患者该东西的用途和使用。视觉刺激，即选择色彩鲜艳的物品进行辨别。听觉刺激，即选择发出不同声响的物品进行辨别。

（3）作业疗法　适当的安排工作，进行一些简单的活动，如剪纸，并进行作品展示，使他们产生兴趣和积极性。多和其他人接触，改善人际关系，增强社交能力。

4. 减少患者病态行为的发生

护理人员应尽量找出引起病态行为的原因，并分析排除这些因素。减少环境的刺激，减少接触陌生人及陌生的环境，不强迫患者做他不愿做的事情，不要同时发出很多指令，减少疲劳、发热、疼痛的发生。

5. 对家庭照料者支持

对患者家庭应在精神、技术指导上给予积极的支持。鼓励家属互相表达关怀。

6. 健康指导

（1）注重调整心理因素　良好的心态是保持神经系统健康、防止早衰的重要因素。

（2）加强体育锻炼　运动可以延缓大脑退化，如坚持散步、打太极拳、做保健操或练气功等，有利于大脑抑制功能的解除，提高中枢神经系统的活动水平。

（3）重视脑营养　营养失衡可以使大脑产生缺陷。合理的安排膳食补充大脑营养。

（4）尽量不使用铝制的炊具和餐具。

六、护理评价

（1）患者智力是否没有明显下降。

（2）是否维持原有的生活自理能力。

（3）是否保证患者的安全，不出现意外。

第二节　老年骨质疏松症

【引导案例】

王女士，61岁，腰背痛8年，近期膝关节、髋关节出现疼痛。疼痛部位热敷后稍有缓解，活动后又加重。老人50岁绝经，未曾服用过补钙产品。自退休后足不出户，几乎没有体育锻炼。

请问：

1. 根据患者的状况，我们应该进行哪些护理评估？
2. 请为该患者制定相应的护理措施。

一、概述

骨质疏松症是一种以骨质减少、骨组织的微细结构破坏为特征导致骨骼脆性增加，容易发生骨折的全身进展性、代谢性骨病。常见于绝经后妇女和老年人。不少老年人基本上没有自觉症状，直到发生骨折或X线检查时才知道自己患有骨质疏松症。随着世界人口老龄化的加速，作为老年退行性疾病之一的骨质疏松症及其所引起的骨折已越来越受到全球的关注。

老年骨质疏松症的病因非常复杂，目前认为主要与以下因素有关。

（1）老年人性激素分泌减少　性激素在骨生成和维持骨量方面起着重要的作用，它可使钙、磷等矿物质更好地沉积在骨内。随着年龄的增长，性激素功能减退、分泌减少，女性绝经开始，雌激素水平急剧下降，影响骨的形成，加快骨的吸收，因而骨量下降。

（2）老年人肾功能减退，导致骨代谢紊乱。

（3）老年人由于牙齿脱落及消化功能降低，造成蛋白质、钙、磷、维生素及微量元素摄入不足和营养不良。老年人胃肠道的吸收功能下降，钙、磷及蛋白质的摄入不足使钙、磷比例失调，都使骨的形成减少。

（4）老年人户外运动减少，也是患病的重要原因。

（5）药物因素 长期使用类固醇激素、甲状腺素及肝素等，可影响钙的吸收，尿钙排泄增加，促进骨量流失。

二、护理评估

1. 健康史评估

评估患者是否长期低钙、高盐饮食。评估患者运动和体力活动情况，是否经常从事散步、慢跑、游泳等体育活动，是否经常参加体力劳动。患者是否有骨折史。

2. 身体评估

评估患者是否有夜间和清晨醒来症状重、白天减轻的腰腿痛，是否有驼背或骨折发生。老年骨质疏松症的临床表现有以下特点。

（1）疼痛 腰背痛是老年骨质疏松症最常见的症状。患有老年骨质疏松症时，椎体骨小梁萎缩、数量减少，椎体压缩变形，脊柱前屈，腰背肌为了纠正脊柱前屈，加倍收缩，肌肉疲劳甚至痉挛，产生疼痛。夜间和清晨醒来症状重，白天减轻，负重能力减弱，活动后疼痛加重。

（2）身材缩短、驼背 多出现在疼痛之后。脊椎椎体前部几乎为松质骨组成，负重量大，容易压缩变形，使脊椎前倾，背曲加剧形成驼背。

（3）骨折 为老年骨质疏松症最常见和最严重的并发症，增加患者痛苦、严重限制活动，缩短寿命。骨折部位以下胸椎、腰椎、腕部、尺桡骨和股骨颈多见。

（4）呼吸功能下降 胸腰段椎体骨折造成胸廓变形，导致肺活量下降，患者常常出现胸闷、气短、呼吸困难等症状。

3. 心理和社会状况

因疼痛、驼背或骨折，给患者带来躯体不适和精神压力，影响正常的生活和社会活动。治疗和较长的护理周期给患者和家庭带来较重的心理压力和经济负担。

4. 辅助检查

（1）X线检查 是一种较易普及的检查骨质疏松症的方法。但该方法只能定性，且不够灵敏。一般在骨量丢失30%以上时，X线片才出现阳性。表现为骨皮质变薄，骨小梁变细、变小。

（2）骨密度测定 骨密度检测对骨质疏松症早期诊断、预测骨折危险性和评估治疗效果有重要意义。常用方法有单光子吸收测定法、双能X线吸收测定法、定量CT检查及定量超声波测定等。

（3）生化检查 骨代谢的生化指标检查具有快速、灵敏及在短期内观察骨代谢动态变化特点，包括骨吸收指标、骨形成指标及血、尿骨矿成分检测。骨钙素是骨更新的敏感指标，老年人可轻度升高；尿羟赖氨酸糖苷是骨吸收的敏感指标，可升高；血清镁、尿镁均有所下降。

三、护理诊断

（1）营养失调 与激素水平改变和摄入不足有关。

（2）疼痛　与骨质疏松、骨质病理改变有关。

（3）受伤的危险　与骨质疏松容易发生骨折有关。

（4）知识缺乏　与缺乏相关知识、缺乏正确的指导有关。

四、护理目标

（1）能够均衡饮食，改善营养状况。

（2）通过护理，疾病症状得到控制。

（3）缓解患者因疾病带来的心理问题。

（4）增强患者的自我照顾能力。

五、护理措施

1. 一般护理

调整饮食结构，保证足够的钙剂消化吸收进入体内。鼓励患者多食用牛奶、海产品、豆制品等富含钙质的食物，适当补充维生素 D，多吃蔬菜水果，保证足够的维生素 C。适当地进行体育活动如慢跑、保健操、游泳等，有助于延缓骨质疏松的进展。

2. 疼痛的护理

可以理疗，采用热敷、红外线照射等缓解肌肉痉挛，促进血液循环。指导患者放松骨骼肌的张力，帮助患者翻身、拍背，促进肌肉松弛。根据病情需要服用止痛药物。

3. 用药的护理

骨质疏松症是一种慢性病，需要长期用药。遵医嘱给予抑制骨转换和刺激骨形成的药物。雌激素在使用时注意乳腺癌和原因不明的妇科出血的患者禁用，服用活性维生素 D 时，应经常检测血钙水平，及时调整用量，以防引起高血钙，发生危险。

4. 骨折的护理

骨质疏松症的患者发生骨折和骨折后并发症的发生概率很高，应采取有效的预防措施。保证生活环境安全化，避免患者跌倒，建议患者睡木板床。骨折后应适当地进行活动，帮助骨折处愈合。对于必须卧床休息者，不应时间过长，以防发生失用性肌萎缩，且长期卧床会引起呼吸、心血管系统并发症。

5. 心理护理

关心体贴患者，给予精神支持。指导患者学会相关的应对技巧，适当的体育锻炼、参加体力劳动等。

6. 健康指导

（1）预防　骨质疏松症的预防比治疗更为重要，从年轻时就要注意营养、运动和防跌倒。饮食上给予高钙、高热量、高蛋白和高维生素的食物。做一些力所能及的锻炼，并注意坚持。注意环境安全，避免摔倒。遵医嘱适当补充钙剂和维生素 D。

（2）出院护理　做到长期安全服药。建议患者睡木板床，以防加重椎体压缩性骨折。患者应掌握自己的健康状况和活动能力，适当进行体育锻炼。

六、护理评价

（1）患者的症状通过护理是否得到控制。

（2）患者因疾病引起的心理问题是否缓解。

（3）是否增强患者的自我照顾能力。

第三节　老年退行性骨关节病

【引导案例】

孙某，男性，56岁。几年前膝关节运动后疼痛，并未引起注意，最近关节肿胀，不能运动来诊。X线摄影关节间隙不等宽，软骨下骨板硬化、骨赘形成。

请问：

1. 根据患者的状况，我们应该进行哪些护理评估？

2. 请为该患者制定相应的护理措施。

一、概述

退行性骨关节病又称骨关节炎，是一种可波及躯干、四肢各关节的慢性退行性非炎症性疾病。最常受累的是膝、髋和手指关节。

本病的发生与年龄和肥胖有关。随着年龄的增长，关节发生退行性改变，正常弹性消失，关节边缘和软骨下骨质出现反应性改变，关节边缘骨质增生和关节面硬化。

二、护理评估

1. 健康史评估

评估患者是否肥胖、是否有关节不适及关节活动障碍。是否有过外伤史，是否从事过容易使关节劳损的工作。

2. 身体评估

评估患者是否有关节疼痛、关节僵硬，是否出现关节积液，关节活动是否受限。老年退行性骨关节病的临床表现有以下特点。

（1）疼痛　关节疼痛是本病的典型症状。早期发生于关节活动以后，休息可以缓解。随时间的推进疼痛逐渐加重，严重时影响睡眠。

（2）僵硬　长时间采用一种体位时，感觉关节僵硬，经过一定时间活动后才能灵活。

（3）其他　继发性滑膜炎可出现关节腔积液。早期活动无明显受限，晚期由于关节变形，疼痛加剧可出现关节活动不同程度的受限。

3. 辅助检查

（1）影像学检查　X线摄影表现为关节间隙狭窄、关节处的骨质疏松、骨质增生或关节膨大、关节变形，软骨下骨板硬化和骨赘形成。CT可清晰显示不同程度的膝关节骨质增生、关节内的钙化和游离体，有时也可以显示半月板的情况。MRI可示早期软骨、半月板等关节结构的病变，有利于早期诊断。

（2）关节镜检查　滑膜绒毛明显增生，红、肿，多呈羽毛状，绒毛端分支乱，有薄膜状物。关节面软骨光泽度减退、变色、发黄或断裂。

三、护理诊断

（1）疼痛　与骨关节退行性改变引起的疾病有关。

（2）活动无耐力　与关节肿痛、活动受限有关。

（3）自理能力部分缺陷　与疼痛和活动受限有关。

四、护理目标

（1）通过护理，患者疼痛得到缓解。

（2）缓解患者因疾病带来的心理问题。

（3）增强患者的自我照顾能力。

五、护理措施

1. 保暖

保持室内温暖，天冷时及早加衣，注意关节保暖。

2. 体重

节制饮食，适当运动，以控制体重。

3. 活动指导

适当的体育锻炼，可以增强肌力，稳定关节，有利于改善关节软骨的营养。运动中注意自我保护，避免机械性损伤。患者应避免长期、反复的剧烈运动。鼓励患者在力所能及的范围内保持生活自理，不要让患者过分依赖他人，对尽可能保持患者的功能运动有好处。

4. 理疗

热水袋、热毛巾敷关节，澡盆泡浴或睡前热水泡脚，可以促进血液循环。

5. 用药护理

遵医嘱正确服用药物。可用阿司匹林和其他非甾体类抗炎药，应注意药物对胃肠道的损害。要注意长期应用激素类药物的不良反应。

6. 纠正姿势

患者为了缓解不适症状，常常采用自己认为舒适的姿势，但这样容易造成患者的关节畸形。护理人员应指导患者保持各种正确的姿势。每两个小时更换姿势，以防关节挛缩。

7. 心理护理

对退行性骨关节病的患者，应该解说病情，以减轻患者对疾病的顾虑，鼓励患者正确对待疾病，并配合治疗。鼓励患者在康复医疗师指导下，坚持正确的康复训练，以保持功能和体形。

8. 健康指导

（1）加强卫生宣教，老年人应定期做体格检查，掌握自己的健康状况和活动能力，做力所能及的事。

（2）积极治疗原发疾病或创伤，对各种畸形应尽早治疗，以免关节面受力不均，导致过早老化破坏。

（3）指导老年人采取正确的关节活动姿势，进行适当的体育锻炼，避免关节过度承受压力，以缓解关节退行性改变。对于手腕和手指关节有炎症或变性改变者，手拿物品尽量用双手，用手掌托持，用购物袋时应放在前臂上；手休息时，应置于伸直和正中位。扫地时，使用长柄扫帚；从地上拾重物时，先蹲下拾起重物再用力蹬腿起立。

六、护理评价

（1）患者的症状通过护理是否得到控制。

（2）患者因疾病引起的心理问题是否缓解。

（3）是否增强患者的自我照顾能力。

（刘荔萍）

第四节　老年慢性阻塞性肺病

【引导案例】

患者，男性，72 岁，反复咳嗽、咳痰 20 年，每年发作 2~3 个月，近 5~6 年来活动后气促伴喘息，渐感胸闷、气促明显，一直需要家人护理和照顾起居，晨起大便时突然气急显著加重，伴胸痛及明显发绀急诊入院。查体：呼吸 28 次/分，血压 130/85mmHg，胸廓呈桶状，触觉语颤减弱，叩诊过清音，右侧叩诊呈鼓音，听诊呼吸音减弱，呼气延长，两肺可闻少量干湿啰音，心音遥远。心率 96 次/分，律齐。肺功能测定示肺活量占正常预计值 70%，第一秒用力呼气容积占用力肺活量 50%，残气量占肺总量 45%，肺总量稍降低，血气分析示 pH 7.3，PaO_2 60mmHg，$PaCO_2$ 55mmHg。诊断为慢性阻塞性肺病（COPD）。

问题：

1. 该患者护理诊断有哪些？

2. 对该患者如何进行护理？

一、概述

慢性阻塞性肺病（COPD）是指由于慢性气道阻塞引起通气功能障碍为特征的一类疾病，是具有气流阻塞特征的慢性支气管炎和（或）肺气肿的统称，呈慢性进行性发展。慢性支气管炎是感染或非感染因素引起气管、支气管黏膜及其周围组织的慢性非特异性炎症。慢性阻塞性肺气肿是慢性支气管炎最常见的并发症。

COPD 是内、外因素共同作用的结果。老年人肺功能下降，有效咳嗽反射功能和支气管壁纤毛运动减弱，呼吸道排出分泌物及异物的能力降低，支气管分泌免疫球蛋白功能降低，细菌在呼吸道易于停留、繁殖，使老年人易发生呼吸系统感染。由于炎症造成不同程度的气道阻塞，使得终末细支气管远端的气腔持久性扩大，过度充气，并伴有气道壁的破坏，肺泡内血液运输二氧化碳和氧气的功能受阻，再加上外在因素包括吸烟（重要发病因素）、空气污染、过敏及其他理化因素长期慢性作用于气道黏膜，导致黏膜损伤，平滑肌收缩，气流受阻，而出现呼吸困难等一系列COPD的病理改变。

二、护理评估

1. 健康史

了解既往健康情况，是否存在慢性支气管炎、肺气肿病史，了解患者工作环境、职业和生活习惯，有无过敏原接触、有害气体、烟雾、粉尘等吸入史，特别是有无吸烟、感染等因素存在。询问此次患病的起病情况、临床表现及诊治经过等。

2. 身体状况

（1）症状　主要为长期慢性咳嗽、咳痰、气促，急性发作期痰量增加。逐渐加重的进行性呼吸困难、气短是COPD的标志性症状。其他还可出现喘息、胸闷、体重下降等症状。

（2）体征　典型肺气肿的体征如桶状胸，触觉语颤减弱或消失，叩诊过清音，听诊呼吸音减弱，呼气延长，心音遥远等。急性感染期可有间断发热，肺部有干、湿啰音。

（3）并发症　慢性呼吸衰竭、自发性气胸、慢性肺源性心脏病等。

（4）老年COPD临床特点　呼吸困难更突出，老年人随着气道阻力的增加，呼吸功能发展为失代偿，轻度活动，甚至静态时即有胸闷、气促发作；机体反应能力差，典型症状弱化或缺如，如在炎症急性发作时体温不升，白细胞不高，咳嗽不重，气促不著。可表现为厌食、胸闷、少尿等，体格检查可见精神萎靡、颜面发绀、呼吸音低或肺内啰音密集等；易反复感染，并发症多，老年人气道屏障功能和免疫功能减退，体质下降，故易反复感染，且肺心病、休克、电解质紊乱、呼吸性酸中毒、肺性脑病、DIC等并发症的发生率增高。

3. 心理和社会状况

老年COPD患者由于病程长，病情反复发作，劳动能力逐渐丧失，给患者带来较重的精神及经济负担，故易出现焦虑、悲观、沮丧等心理反应，可出现忧郁症及失眠。

4. 辅助检查

（1）血常规检查　红细胞计数和血红蛋白可增多，合并感染时，白细胞总数和中性粒细胞增多。

（2）胸部X线检查　早期无异常，反复发作可显示两肺纹理粗乱，呈网状或条索状阴影。有肺气肿时两肺野透亮度增加，同时可显示胸廓扩张、肋间隙增宽等。

（3）呼吸功能检查　可出现阻塞性通气功能障碍的表现。肺功能检查，是判断气流受阻的主要客观指标。早期常无异常，随病情发展逐渐出现阻塞性通气功能障碍，第一秒用力呼气量占用力肺活量比值（FEV_1/FVC）＜60％，最大通气量（MBC）＜80％预计值。尚有残气量（RV）增加，残气量占肺总量的百分比（RV/TLC）＞40％，对阻塞性肺气肿有重要诊断意义。

（4）血气分析　可出现低氧血症、呼吸性酸中毒等表现。如出现明显缺氧和二氧化碳潴留时，则PaO_2降低，$PaCO_2$升高。出现呼吸性酸中毒时，pH值降低。

三、护理诊断

（1）气体交换受损　与呼吸道阻塞、呼吸面积减少、通气和换气功能障碍有关。

（2）清理呼吸道无效　与呼吸道炎症、阻塞，与痰液黏稠、咳嗽无力、支气管痉挛有关。

（3）低效型呼吸型态　与支气管阻塞、呼吸阻力增加有关。

（4）活动无耐力　与呼吸困难，供氧不足、疲劳有关。

（5）营养失调　低于机体需要量，与食欲不振、摄入减少有关。

（6）有窒息的危险　与呼吸道分泌物增多，无力排出有关。

（7）焦虑、失眠　与慢性疾病导致精神、经济负担压力以及呼吸困难影响生活、工作和害怕窒息有关。

（8）知识缺乏　与健康教育不到位有关。

四、护理目标

（1）能进行有效咳嗽、排痰，呼吸困难减轻。

（2）活动耐力增加。

（3）减轻心理压力。

（4）减少急性发作及并发症发生。

五、护理措施

1. 一般护理

（1）体位与休息　患者取舒适卧位，呼吸困难时可取半坐位或端坐位，以改善呼吸。根据病情合理指导活动，活动量适中。注意保暖，防止受凉。

（2）饮食护理　根据患者饮食习惯，给予高热量、高蛋白、高维生素的易消化饮食，提高机体抵抗力。避免过冷、过热及产气食物，以防腹胀而影响膈肌运动。

（3）病情观察　注意观察体温、呼吸、脉搏变化，咳嗽、咳痰情况，痰液颜色、量及性状，呼吸困难程度，有无呼吸衰竭，随时监测动脉血气分析、电解质、酸碱平衡状况，同时注意观察氧疗的效果。

2. 增强呼吸功能

（1）有效排痰　老年人因咳嗽无力，常排痰困难，要鼓励老人摄入足够的水分，也可通过雾化、胸部叩击、体位引流的方法促进排痰，但应注意对呼吸功能不全、近1～2周内有大咯血、伴有严重心血管疾病或体弱的老人应禁用体位引流的方法。

（2）氧疗　对晚期严重的 COPD 老人应予控制性氧疗，通常采用鼻导管持续给氧，如患者缺氧同时出现二氧化碳潴留，则持续（＞15h/d）、低流量（1～2L/min）、低浓度（25%～29%）给氧；严重呼吸困难者，通过面罩加压呼吸机辅助呼吸，必要时建立人工气道。氧疗有效指标：患者呼吸困难减轻，呼吸频率减慢，发绀减轻，心悸缓解，活动耐力增加或 PaO_2 达到 55mmHg 以上，$PaCO_2$ 呈逐渐下降趋势。

（3）呼吸功能锻炼　为改善呼吸功能，可教会老人做呼吸操及腹式呼吸锻炼，加强腹式呼吸，用鼻深呼吸，经口缓呼，呼气时口唇收拢；也可通过气功、太极拳、定量行走或登梯练习等医疗体育运动达到目的。

3. 用药护理

（1）合理用药 老年人用药宜充分，疗程应稍长，且药量应根据监测结果及时调整。选用抗生素时，要考虑老年人肾功能减退，应慎用对肾功能有损害的药物，如氨基糖苷类等。

（2）用药监测 老年人对药物的耐受性差、药物在体内的半衰期长，易产生毒副作用，用药过程中应仔细监测各种药物的副作用，如氨茶碱有恶心、呕吐等胃肠道反应；糖皮质激素可引起或加重老年人高血压、白内障、糖尿病、骨质疏松及继发感染等。

4. 心理护理

（1）增强信心 老年 COPD 患者若出现焦虑、悲观、沮丧等心理反应，可使患者变得畏缩，与外界隔离，生活质量下降，同时会进一步加重失眠。医护人员应多与老人交流，确认其焦虑、悲观、沮丧等心理反应的程度和原因，与患者家属沟通，相互协作，共同制订和实施护理计划，鼓励老人参加各种团体活动，发展个人的社交网络，情绪的改善和社交活动的增加可有效改进睡眠的质与量。帮助老人认识病情和疾病相关知识，通过消除诱因、合理用药等，减轻患者症状，增强战胜疾病的信心。

（2）缓解焦虑 教会老人一些减轻焦虑的方法，如深呼吸、听音乐等，以分散注意力。帮助老人正确认识焦虑，提高自我护理的能力。

5. 健康指导

（1）排痰指导 指导呼吸、有效咳嗽及运动训练，指导老人翻身拍背，体位引流；鼓励老人多饮水，根据机体每日需要量、体温、痰液黏稠度，估计每日水分补充量，使痰液稀释，易于排出，以利保持气道通畅。

（2）家庭氧疗指导 需接受家庭氧疗的患者，向其说明长期家庭氧疗的必要性及重要性，以取得患者的积极配合。告知患者及家属，家庭氧疗吸氧的时间不宜少于 10～15h/d，尤其夜间睡眠时，不宜间断吸氧。监测氧流量，防止随意调高氧流量引起氧中毒。注意安全，供氧装置周围严禁烟火，防止氧气燃烧爆炸；吸氧鼻导管须每天更换，以防堵塞；氧疗装置定期更换、清洁、消毒，防止感染。

（3）生活指导 高营养易消化饮食，少食多餐，避免因过度饱胀而引起呼吸不畅；指导老人戒烟，避免接触有害气体及过敏原，加强耐寒锻炼，预防感冒，出现呼吸道感染应及早治疗。指导患者和家属依据呼吸困难与活动之间的关系，判断呼吸困难的严重程度，以利合理安排工作和生活。

六、护理评价

通过护理干预，是否达到咳嗽、咳痰减轻，痰液顺利排出，呼吸道通畅；呼吸困难缓解或减轻；活动时耐力增强，疲劳感减轻；食欲改善，能摄入足够的营养，体重增加；能及时改善呼吸功能，降低心理反应，减少急性发作及并发症发生，提高生活质量的目标。

第五节 老年高血压

【引导案例】

患者，男性，65岁，发现血压升高5年，最高时达190/120mmHg，无明显症状，未规律用药，否认其他病史，吸烟18年（20支/日）。有心血管疾病家族史。查体：血压180/112mmHg，心率78次/分，第一心音低钝，各瓣膜区未闻及病理性杂音，双肺呼吸音清，未闻及干湿啰音，腹软，无压痛及反跳痛，未闻及血管杂音，双下肢无水肿。心电图：左心室高电压，提示心肌肥厚，$V_4 \sim V_6$ S-T段水平下移 $0.1 \sim 0.2$mV，且T波倒置。心脏超声检查：左心室舒张功能减退，左房（LA）38mm，室间隔（IVS）13mm，后壁（PW）11mm，符合高血压左心室肥厚改变。尿常规（−）。血脂血糖均在正常范围内。

1. 该患者存在哪些护理问题？

2. 对该患者如何进行健康教育？

一、概述

老年高血压是指大于60岁的老年人，在未使用抗高血压药物的情况下，血压持续或非同日3次以上达到收缩压（SBP）≥140mmHg（18.7kPa）和（或）舒张压（DBP）≥90mmHg（12.0kPa）的诊断标准者称之。随着年龄的增长，其患病率逐年升高。中国老年高血压的患病率为40%～60%，其中半数以上为单纯收缩期高血压。老年高血压以原发性为主，临床称为高血压病，老年高血压病是指除了血压升高，并伴有心、脑、肾的损害，且排除假性或继发性高血压的全身性疾病。高血压病是老年人常见的心血管疾病，是导致老年人病残和死亡的主要原因，是冠心病、心力衰竭、脑卒中、肾衰竭等疾病最重要的危险因素。

导致老年高血压的因素包括内因和外因两个方面，内因主要是外周血管阻力增加，大动脉粥样硬化、肾脏排钠能力减退、α受体功能亢进、血小板释放功能增强及压力感受器功能减退与失衡、遗传、年龄、性别等；外因有高脂血症、糖尿病、肥胖、家族史及不良的生活方式，如缺乏体育锻炼、超重、中度以上饮酒、高盐饮食、精神应激等。

二、护理评估

1. 健康史

了解患者有无高脂血症、糖尿病、肥胖、痛风等病史及用药情况；了解饮食习惯，有无烟酒嗜好；了解患者的个性特征、职业、人际关系，有无精神应激等。

2. 身体状况

（1）症状 早期一般无症状，主要表现为头痛、头晕、耳鸣、眼花等，后期可出现长期高血压导致的心、脑、肾等重要器官受损的临床表现，如左心室肥大、心力衰竭、氮质血症、尿毒症等。

（2）体征　听诊可闻及主动脉瓣区第二心音亢进、主动脉瓣区收缩期杂音等。

（3）特点　老年高血压半数以上为单纯收缩期高血压；血压波动性大，尤其是收缩压，1d 内波动达 40mmHg，由于血压波动性大，易发生直立性低血压，且恢复的时间长；老年高血压，在靶器官明显损害前，多数老年高血压患者症状少或无症状，由于老年人脏器老化，且长期高血压加重了对靶器官的损害，从而导致并发症的发生和病情进展。所以老年高血压患者症状少而并发症多。

（4）并发症　脑血管意外、高血压脑病、心力衰竭、肾衰、视网膜改变及血管疾病等。

（5）危险度分层　可分为低危、中危、高危和极高危 4 层。分层依据为危险因素合并存在时对心血管事件绝对危险的影响。高血压水平及危险分层与高血压患者的预后和治疗策略密切相关。

3. 心理和社会状况

老年高血压，需长期坚持用药，后期有心、脑、肾的损害，且并发症多而严重，给患者带来生活和精神压力，导致患者易产生紧张、烦燥、焦虑及抑郁等心理反应。

4. 辅助检查

（1）X 线检查　可见主动脉弓迂曲延长、左室增大。

（2）心电图检查　可示左心室增大。

（3）眼底检查　可出现视网膜动脉痉挛（Ⅰ级）、视网膜动脉硬化（Ⅱ级）、眼底出血（Ⅲ级）、视神经乳头水肿（Ⅳ级）改变。

（4）尿常规及肾功能检查　可有阳性发现。

（5）其他　老年高血压多为低肾素型，表现为血浆肾素活性、醛固酮水平、细胞外液容量、β 受体数目及反应性均低。

三、护理诊断

（1）头晕、头痛　与血压增高有关。

（2）活动无耐力　与心功能损害有关。

（3）有受伤的危险　与头晕和视力模糊有关。

（4）知识缺乏　与健康教育不到位，患者缺乏与高血压发病相关的知识。

（5）潜在并发症　脑血管意外、高血压脑病、心力衰竭、肾衰竭等。

四、护理目标

（1）患者头晕、头痛减轻或消失。

（2）活动耐力提高。

（3）能说出防止受伤的方法，未发生摔伤。

（4）能了解高血压的相关知识。

（5）降低或延缓并发症的发生。

五、护理措施

1. 一般护理

（1）休息及适当运动　提供安静舒适的生活环境，保证足够的睡眠，根据老人的身体耐受情况，适量运动，以运动后自我感觉良好、体重保持理想为标准。症状较多或有并发症者，应卧床休息，避免体力活动及过度兴奋。起居规律，劳逸结合等。

（2）饮食护理　改变不良生活方式，调整饮食结构，控制热量的摄入，限制钠盐，减少膳食脂肪，保持标准体重；多吃蔬菜，保持大便通畅，以防过度用力使血压升高；同时应戒烟限酒，一般老年人乙醇每日的限制量为：男性 <20～30g，女性 <15～20g。

2. 病情监测

老年人血压波动较大，应定时监测血压并做好记录，告知患者，测血压前半小时避免喝咖啡、浓茶以及进食辛辣、刺激性食物，测血压前应安静休息 5min。同时注意监测有无靶器官损伤的征象。严密观察有无高血压脑病、高血压危象等并发症的发生，及时预防抢救。一旦发现血压急剧升高、剧烈头痛、呕吐、大汗、视物模糊、面色及神志改变、肢体运动障碍等症状，立即报告医师并协助处理。

3. 用药护理

降压药物选择应注意避免选用可引发直立性低血压、抑郁症或对心肌有抑制作用、使心跳减慢的药物；服用降压药物时，改变体位动作宜缓慢，避免发生体位性低血压；用量宜从小剂量开始，逐渐加量，并以能控制血压的最小剂量维持；最好使用一日一次给药且降压作用能持续 24h 的药物，以防止脑血栓的发生；对血压增高已多年者，应以逐渐降压为宜，同时应注意观察药物的不良反应。如使用利尿剂时，注意有无低钾血症，使用钙通道阻滞药时应注意有无头痛、面色发红、心动过速、下肢水肿等。

4. 心理护理

了解患者性格特征和有无引起精神紧张的心理社会因素，培养积极开朗的性格，解除思想顾虑，做好长期治疗的思想准备。避免情绪激动、紧张，情绪波动会进一步加重老年高血压患者病情，应鼓励老人使用正向的调适方法，如通过与家人、朋友间建立良好的关系得到情绪支持，从而获得愉悦的感受。合理安排休息和活动，指导患者使用放松技术，如心理训练、音乐治疗、缓慢呼吸等减轻精神压力，保持健康的心理状态。

5. 健康指导

（1）指导患者进行心理调适，并向患者及家属解释引起老年高血压的生物、心理、社会因素及高血压对健康的危害，以引起患者高度的重视。

（2）指导患者坚持长期的饮食、运动、药物治疗，将血压控制在接近正常的水平，以减少对靶器官的进一步损害。如指导患者坚持低盐、低脂、低胆固醇饮食，限制动物脂肪、内脏、鱼籽、软体动物、甲壳类食物，补充适量蛋白质，多吃新鲜蔬菜、水果，防止便秘。每日摄入钠盐 <6g。肥胖者控制体重，尽量将体重指数（BMI）控制在 <25kg/m^2，减少每日总热量摄入，养成良好的饮食习惯，细嚼慢咽，避免过饱，少

吃零食等；指导患者根据病情选择慢跑、快步走、太极拳、气功等运动。当运动中出现头晕、心慌、气急等症状时应就地休息，避免进行球类比赛、举重、俯卧撑等。适当运动有利于大脑皮质功能恢复，还能增加患者对生活的信心；指导患者正确用药，并告诉患者及家属有关降压药的名称、剂量、用法、作用与副作用，并提供书面资料。指导患者服药剂量必须遵医嘱执行，不可随意增减药量或突然撤换药物。教会患者或家属定时测量血压并记录，指导患者及家属观察药物疗效及不良反应，定期门诊复查，以便及时调整用药。若血压控制不满意或有心动过缓等不良反应应随时就诊。

（3）指导患者改变不良的生活方式，劝戒烟，限饮酒，劳逸结合，保证充分的睡眠。学会自我心理调节，保持乐观情绪。家属也应给患者以理解、宽容与支持。

六、护理评价

评价患者头晕、头痛是否减轻或消失；活动耐力是否得到提高；是否无意外发生；是否了解高血压的发生、发展等相关知识，能遵循降压原则，按照医嘱正确用药。能否降低或延缓并发症的发生。是否能自我调节，保持健康的心理状态，减轻精神压力；是否知道高血压饮食、保健预防方面的知识；是否坚持合理用药等。

> **知识链接**
>
> **老年高血压降压药物八禁忌**
>
> 一忌擅自乱用药物；二忌降压操之过急；三忌单一用药；四忌不测血压服药；五忌间断服降压药；六忌骤减、骤停药物；七忌无症状不服药；八忌临睡前服降压药。

第六节　老年冠心病

【引导案例】

患者，男性，70 岁，有糖尿病病史 20 年，心绞痛病史 10 年。1h 前无明显原因突然出现胸闷，上腹隐疼，连续含服 3 片硝酸甘油症状仍无缓解，继之出现恶心、面色苍白、四肢厥冷、冷汗、烦燥不安等表现而入院。查体：血压 90/50mmHg，心率 110 次/分，有室性期前收缩，2 次/分，心尖部第一心音减弱。心电图示 S－T 段弓背向上抬高。诊断为冠心病急性心肌梗死。

1. 该患者相关的护理诊断有哪些？
2. 对该患者应采取哪些护理措施？

一、概述

冠状动脉粥样硬化性心脏病简称冠心病，是指冠状动脉粥样硬化使血管腔狭窄、闭塞，或（和）因冠状动脉功能性改变（痉挛）导致心肌缺血缺氧，甚而坏死所引起的心脏病，亦称缺血性心脏病。其患病率随年龄的增长而升高，70 岁以上的老年人几乎都患有不同程度的冠状动脉粥样硬化及冠状动脉供血不足。临床上根据冠状动脉病变部位、范围、严重程度及心肌缺血程度，将冠心病分为隐匿型、心绞痛型、心肌梗死型、缺血性心肌病型、猝死型 5 种类型。因心绞痛是冠心病最常见的类型，而老年急性心肌梗死的发病率较一般成人高，且高龄者心肌梗更的病死率较高，故本节重点介绍心绞痛和心肌梗死。

冠心病的发生与年龄、血脂异常、高血压、糖尿病、吸烟、肥胖等因素有关，女性老年患者还与雌激素水平下降因素有关。心绞痛发生的主要原因为冠状动脉粥样硬化所致的冠脉管腔狭窄和痉挛；而心肌梗死的发生主要是在冠脉管腔狭窄的基础上出现心肌需血量突增或冠脉供血锐减，使心肌缺血达 1h 以上所致。

二、护理评估

1. 健康史

询问既往健康情况，了解是否存在高血压、血脂异常、糖尿病、肥胖等危险因素和有无心绞痛发作史；了解患者工作环境、职业和生活习惯，有无吸烟、劳累、情绪激动、休克、脱水、出血、外科手术、严重心律失常及血压突然升高、饱餐、用力排便等诱发因素存在；询问此次患病的起病情况、临床表现及诊治经过等。

2. 身体状况

（1）症状　老年人心绞痛表现多不典型，以不稳定型心绞痛为多。疼痛部位可以在牙部与上腹部之间的任何部位。由于痛觉减退，其疼痛程度往往较轻，而疼痛以外的症状，如气促、疲倦、喉部发紧、左上肢酸胀、烧心等表现较多；老年人急性心肌梗死发作的诱因少于中青年人，常可在休息或睡眠过程中发生，其胸痛也不典型，尤其是伴有糖尿病的高龄老人可无胸痛，有的老人表现为牙、肩、腹等部位的疼痛或出现胸闷、恶心、休克、意识障碍等表现；并发症多，其发生率明显高于中青年人，再梗及梗死后心绞痛发生率较高，且易发生心肌梗死扩展，同时具有病史长、病变累及多支血管，常有陈旧性心肌梗死，且多存在器官功能退行性病变，如心脏瓣膜退行性改变、心功能减退等，可伴有高血压、糖尿病、阻塞性肺气肿等慢性疾病等特点。

（2）体征　心绞痛发作时可出现面色苍白、皮肤湿冷或出汗、血压增高、心率增快，听诊有时心尖部可出现第四心音、一过性收缩期杂音等；心梗时可出现心浊音界轻度至中度增大，心率可快可慢，心尖区第一心音减弱，可闻及房性奔马律，多数血压降低等。

（3）并发症　心肌梗死患者可并发心脏破裂、栓塞、心室壁瘤和心肌梗死后综合征等并发症。

3. 心理和社会状况

老年冠心病患者由于病程长、病情反复发作、劳动能力逐渐丧失，加之发作时可产生濒死感以及担心预后不佳，致使患者容易出现焦虑、恐惧等心理反应，同时也增加患者及家属精神及经济负担。

4. 辅助检查

（1）心电图　老年心肌梗死患者可无病理性 Q 波，而仅有 ST－T 改变。

（2）心肌酶　老年心肌梗死患者的心肌酶可显示肌酸激酶（CK）、门冬氨酸氨基转移酶（AST）及乳酸脱氢酶（LDH）峰值延迟出现，CK 和 AST 峰值持续时间长，CK 峰值低等不同于中青年心梗的特点。

三、护理诊断

（1）疼痛　胸痛、心绞痛与心肌缺血、缺氧有关；心梗与心肌缺血坏死有关。
（2）活动无耐力　与患者氧的供需失衡、心绞痛发作影响活动有关。
（3）心排血量减少　与心肌缺血、缺氧、心律失常等有关。
（4）气体交换受损　与发生心力衰竭有关。
（5）有便秘的危险　与进食少及活动少、不习惯床上排便有关。
（6）焦虑、恐惧　与病程长、心前区疼痛反复发作有关。
（7）知识缺乏　与健康教育不到位，缺乏知识来源有关。
（8）潜在并发症　心律失常、心力衰竭和心源性休克。

四、护理目标

（1）患者疼痛缓解或消失。
（2）活动耐力有所增加。
（3）焦虑、恐惧感减轻或消失。
（4）患者了解冠心病的相关知识。
（5）能及时发现和处理并发症。

五、护理措施

1. 一般护理

（1）体位与休息　心绞痛发作时让患者立即安静坐下或半卧，停止活动。心肌梗死患者安置于冠心病监护室，根据病情置患者于平卧位或半卧位，发作 1～3d 内，绝对卧床休息，避免不必要的翻身，4～5d 可在床上活动肢体，第 1～2 周可开始在室内活动，保持环境安静，减少干扰防止不良刺激等。

（2）饮食护理　饮食宜清淡、低脂、低盐、易消化，多食富含纤维素的新鲜蔬菜和水果，最初几天以流质饮食为主，以后逐渐给半流质、软食与普通饮食。少食多餐，避免过饱等。

（3）病情观察　老年人心绞痛或心肌梗死发作时应注意观察疼痛部位、性质、程度、持续时间及缓解方式，了解老年人心绞痛和心肌梗死不典型的表现特点等，密切监测心电图、心率、心律、呼吸、血压、意识状态等，并做好记录，发现异常变化应立即报告医师并协助处理。注意观察并发症，脑出血是老年人溶栓治疗时最危险的并发症，对接受急性溶栓治疗的老人，应密切观察有无头痛、意识改变及肢体活动障碍，注意血压及心率的变化，及时发现脑出血的征象。同时老年心肌梗死患者介入治疗的并发症相对较多，应密切观察有无再发心前区疼痛，心电图有无变化，及时判断有无新的缺血性事件发生。心室颤动是导致患者死亡的并发症，急性心肌梗死患者出现阵发性室性心动过速，预示即将发生心室颤动，要注意监测。

2. 吸氧

间断或持续性吸氧，氧流量为 2～4L/min，可改善心肌缺氧，减轻疼痛。

3. 用药护理

遵医嘱用药并注意观察药物的疗效和不良反应，同时要注意考虑老年人的特点。老年人易出现减压反射导致血容量降低，所以老年心绞痛患者使用硝酸甘油时宜平卧；考虑老年人口干的特点，口服硝酸甘油前应先用水湿润口腔，再将药物嚼碎置于舌下，这样才有利于药物快速溶化生效，如果条件允许，最好使用硝酸甘油喷雾剂，若服药后 3～5min 仍不缓解，可再服。如果疼痛持续 15～30min 仍未缓解，应警惕急性心肌梗死的发生；遵医嘱静脉滴注硝酸甘油时，要监测血压及心率的变化，注意滴速的调节，并嘱患者及家属切记不能擅自调节滴速，以免造成低血压，青光眼、低血压时忌用；伴有慢性阻塞性肺病、心衰或心脏传导阻滞的老人对 β 受体阻滞药很敏感，易出现副作用，应逐渐减量、停药；钙通道阻滞药可引起老年人低血压，应从小剂量开始使用；血管紧张素转换酶抑制药（ACEI）可有头晕、乏力、肾功能损害等副作用，老年心肌梗死患者应使用短作用制剂，从小剂量开始，几天内逐渐加至耐受剂量，且用药过程中要严密监测血压、血清钾浓度和肾功能；使用阿司匹林或肝素等药物时，注意观察有无出血。

4. 心理护理

理解和允许患者表达出内心的感受，接受患者的行为反应，做好解释工作，消除患者紧张不安情绪，以减少心肌氧耗量；给患者讲解病情，并介绍监护室的环境、监护仪的作用，让患者有安全感，缓解焦虑和恐惧的心理反应，树立战胜疾病的信心和勇气。

5. 健康指导

（1）防病知识指导 指导患者合理休息与活动，根据身体状况，选择合适的活动方式，如活动过程中出现面色苍白、呼吸困难、心悸气紧、脉搏增快、胸闷胸痛等不适症状，应停止活动并及时就诊；指导患者养成有规律的起居生活习惯，合理调整饮食，以清淡易消化为宜，多进食新鲜水果、蔬菜和纤维食物，少食用高脂、高胆固醇食物，忌烟、酒、咖啡、浓茶、辛辣等刺激性食物，保持大便通畅，保持情绪稳定，避免过度劳累，天气转冷时注意防寒保暖，避免各种诱发因素；指导患者家属积极参与患者的康复过程，帮助患者正确面对疾病，树立战胜疾病的信心和勇气，保持良好的心态。

（2）治病知识指导 指导患者及家属学会发作时应采取的方法；指导患者坚持按医嘱服药，定期检查，随身携带硝酸酯类药物以备急用，如出现异常状况时，及时就诊；指导患者学会自我监测药物的疗效与副作用；指导患者及家属学会观察病情变化，如疼痛比以往频繁、程度加重、服用硝酸甘油不易缓解，伴出冷汗等，应即刻由家属护送到医院就诊，警惕心肌梗死的发生；指导患者定期进行心电图、血糖、血脂检查，并积极治疗高血压、糖尿病、高脂血症等疾病；指导患者学会采用放松技术，减轻精神压力，缓解焦虑和恐惧等不良心理反应。

六、护理评价

评价是否达到护理目标的各项指标。如患者心绞痛是否及时控制，能否正确服用硝酸甘油，运用有效方法缓解心绞痛，是否发生急性心肌梗死；活动耐力是否有所增加；是否排便正常，情绪平稳，焦虑、恐惧感减轻或消失，能否保持良好心理状态；是否能说出冠心病的危险因素和诱发因素及并发症的预防措施等。

第七节 老年糖尿病

【引导案例】

患者，男性，62岁，身高180cm，体重60kg，3个月来口渴、多饮、多尿、易饥多食、消瘦乏力，来医院就诊。查空腹血糖10.2mmol/L，尿糖（＋＋＋），家族史：其父患糖尿病。医生诊断为2型糖尿病，并为其制订饮食计划，给予格列齐特口服。治疗一段时间后症状有所缓解，但昨日出现咳嗽、咽痛、体温38.8℃，今晨发现患者嗜睡，呼吸深大且有烂苹果味。

1. 该患者的护理诊断有哪些？
2. 该患者的护理措施有哪些？

一、概述

老年糖尿病是指年龄在60岁以上的老年人，由多种病因引起的以慢性高血糖为特征的代谢紊乱性疾病，包括进入老年期即60岁以后发病的和在进入老年期前确诊糖尿病而后进入老年期的患者。老年糖尿病多属2型糖尿病，患病率随年龄增加而上升，中国老年人糖尿病的患病率约为16%。

老年糖尿病的发病因素包括：①遗传因素，由多基因变异引起，有明显的家族史。②环境因素，包括多食、肥胖、体力活动少、各种应激、精神刺激等。肥胖是最重要的促发因素，因为肥胖者胰岛素受体数目减少，对胰岛素敏感性降低，容易促发糖尿病。③免疫因素，病毒或毒素作用，使有遗传易感性者激发自身免疫反应，产生胰岛细胞抗体及致敏淋巴细胞，破坏胰岛B细胞，导致胰岛素分泌不足。由于体内胰岛素分泌不足或胰岛素作用障碍，引起内分泌失调，从而导致物质代谢紊乱，出现高血糖、高血脂，蛋白质、水与电解质等代谢紊乱而发病。④生理性老化因素，随着机体的老化，老年人糖代谢功能下降，有患糖尿病的倾向。

二、护理评估

1. 健康史

询问既往健康状况，了解患者是否存在遗传因素、免疫因素及有无糖尿病家族史等；了解患者是否存在多食、肥胖、体力活动少、各种应激、精神刺激情况等。询问此次患病的起病情况、临床表现及诊治经过等。

2. 身体状况

（1）症状　典型表现为"三多一少"。老年糖尿病患者起病隐匿且症状不典型，临床上仅有1/4或1/5有多饮、多尿、多食及体重减轻的症状，多数患者是在查体或治疗其他病时发现有糖尿病。

（2）临床特点　并发症多，包括：皮肤、呼吸、消化、泌尿、生殖等各系统的感染，且感染可作为疾病的首发症状；大血管病变，临床表现为冠心病、缺血性或出血性脑血管病、肾动脉硬化、肢体动脉硬化；微血管病变，以糖尿病肾病和视网膜病变常见；糖尿病足可表现为足部疼痛、皮肤溃疡、肢端坏疽等。此外，老年糖尿病患者更易发生急性并发症，可表现为高渗性非酮症糖尿病昏迷和乳酸性酸中毒，其中乳酸性酸中毒的常见诱因是急性感染，苯乙双胍的过量使用可导致乳酸堆积，引起酸中毒；酮症酸中毒为严重并发症，常因感染、饮食不当等诱发，特征性表现为呼气有烂苹果味；老年糖尿病患者还有多种老年病并存和易发生低血糖的特点，常并存各种慢性非感染性疾病，如心脑血管病、缺血性肾病、白内障等；由于自身保健能力及依从性差，可使血糖控制不良或用药不当，引起低血糖的发生，但低血糖的症状却不典型。

3. 心理和社会状况

老年糖尿病患者由于病程长，病情反复发作，需终生治疗，增加了患者及家属精神及经济负担，漫长的病程及多器官、多组织功能障碍对患者的心理产生一定的压力，加之，老年糖尿病患者的注意力、对新知识的回忆能力和想像力均较同年龄组非糖尿病患者差，易使患者产生焦虑、抑郁等情绪，同时，社会环境如患者的亲属、同事、同学等对患者的理解和支持是关系到患者是否能有效应对疾病的重要影响因素。

4. 辅助检查

（1）尿糖测定　可作为判断疗效和病情监控的辅助指标，尿糖阳性是诊断糖尿病的重要线索，但尿糖阴性并不能排除糖尿病的可能。老年糖尿病患者，因肾糖阈升高，虽然血糖升高，但是尿糖可呈假阴性。

（2）血糖测定　血糖升高是目前诊断糖尿病的主要依据，同时又是判断糖尿病病情和控制情况的主要指标。可取静脉或毛细血管内的血浆、血清或全血，但做诊断时应用静脉血浆进行测定，正常范围为 $3.9 \sim 6.0$ mmol/L。

（3）葡萄糖耐量试验（OGTT）　当空腹或餐后血糖高于正常范围，但又未达到糖尿病诊断标准时，应进行 OGTT 试验。

（4）其他检查　血三酰甘油和总胆固醇可有不同程度的增高；合并高血压或肾脏病变时可出现尿常规及肾功能异常等；合并酮症酸中毒时，有血酮体、电解质、二氧化碳结合力等改变；合并高渗性非酮症糖尿病昏迷时，血糖常高至33.3mmol/L以上，血钠可达155mmol/L，血浆渗透压高达 $330 \sim 460$ mmol/L，无或有轻的酮症，血尿素氮及肌酐可升高。

三、护理诊断

（1）营养失调　低于或高于机体需要量，与胰岛素绝对或相对不足，糖、蛋白质、脂肪代谢紊乱有关。

（2）有感染的危险　与血糖增高，脂肪代谢紊乱，营养不良，神经、血管病变易发生组织损伤等因素有关。

（3）知识缺乏　与健康教育不到位，缺乏糖尿病的防治及自我护理知识等有关。

（4）焦虑　与漫长的病程及多器官、多组织功能障碍，患者精神及经济负担压力加重有关。

（5）潜在并发症　糖尿病酮症酸中毒、高渗性昏迷、低血糖反应、糖尿病性肾病、糖尿病性眼病、糖尿病足等。

四、护理目标

（1）患者体重恢复至接近正常，血糖正常或趋于正常水平并保持稳定。

（2）发生感染时能被及时发现并有效处理或无感染发生。

（3）知道糖尿病的防治及自我护理知识。

（4）焦虑减轻或消失。

（5）无严重并发症发生。

五、护理措施

1. 一般护理

（1）饮食护理　所有糖尿病患者均应首先坚持饮食控制，合理分配每餐热量。老人的饮食最好按一日四餐或五餐分配，根据患者生活习惯、病情变化及配合治疗需要进行调整。每餐饮食内容要搭配均匀，每餐均应有糖类、脂肪和蛋白质，主副食搭配食用，严格控制总热量，且要定时定量，这对预防低血糖十分有效。严格限制甜食，忌烟酒，食盐 <6g/d，饥饿时可增加糖类含量 <5% 的蔬菜。若发生低血糖，应立即饮用糖水或含糖饮料。每周测量体重一次，若体重改变 >2kg，尽快报告医师。

（2）病情观察　注意观察患者有无多饮、多尿、食欲减退、恶心、呕吐、头晕、头痛、烦躁、嗜睡，有无呼吸深、快并伴烂苹果味、昏迷等。发现病情变化应及时通知医生处理并配合抢救；观察患者生命体征的变化，记录神志、瞳孔大小、对光反射及 24 小时液体出入量；观察患者的皮肤有无瘙痒、感觉异常、感染及破损，特别注意下肢及足部情况。观察有无酮症酸中毒、低血糖、低血钾的症状，一旦发生酮症酸中毒，应立即建立静脉通路，遵医嘱补液。同时，注意监测并记录尿糖、血糖、尿酮、血酮的变化，遵医嘱监测动脉血气分析及血钾变化结果等。

（3）并发症护理　①有外伤或皮肤感染时，注意加强患者皮肤、黏膜的保护，咨询医生处理，不可随意用药，特别是对皮肤刺激性较强的药物，如碘酒；②糖尿病足护理：护理人员应每天检查足部一次，评估足部皮肤感觉、足背动脉搏动情况、皮肤颜色及温度，如发现感染及感觉异常要及时报告医生处理；冬天注意足部的保暖，经常按摩足部，温水洗脚，以促进血液循环，避免冻疮；积极预防足癣，勤换鞋袜，保持足部清洁，鞋子应选择轻巧、稍宽大些，袜子要选择弹性好、透气性强的纯棉为佳；③酮症酸中毒的护理：应积极避免诱因，如感染、胰岛素不当减量或中断，饮食不当等，一旦发现酮症表现，应准确执行医嘱。

2. 运动护理

一般分为轻度、中度和强度运动三类。轻度运动，如散步、打太极拳、平地骑自行车等，20～30min 可估算为一个运动单位；中度运动，如慢跑、快步走、上下楼梯、钓鱼、做老年体操等，持续 10min 可估算为一个运动单位；强度运动，如跳绳、球类运动、爬山等，持续 5min 可估算为一个运动单位。老年糖尿病患者一般以轻、中度运动为宜，每日有 2～4 个运动单位的运动量可达到锻炼效果。运动应量力而行，因人而异，循序渐进，贵在坚持，注意安全。

3. 用药护理

应使患者了解各类口服降糖药物的剂量、用法，正确服药，不可随意增量或减量，注意药物的副作用和禁忌证，及时纠正不良反应。老年糖尿病患者用药应避免使用经肾脏排出、半衰期长的降糖药物，加用胰岛素时，应从小剂量开始逐步增加。血糖控制不可过分严格，空腹血糖宜控制在 9mmol/L 以下，餐后 2h 血糖在 12.2mmol/L 以下即可。

4. 心理护理

老年糖尿病患者常存在焦虑心理，护理时要给患者说明不良情绪与病情加重密切相关，帮助解除焦虑、紧张心理，鼓励患者亲友给予感情支持，鼓励患者参加各种糖尿病患友团体活动，增加战胜疾病的信心，使老年糖尿病患者能保持稳定的情绪，积极配合治疗护理。

5. 健康指导

（1）防病知识指导　注意用通俗易懂的语言耐心细致地讲解，使老年糖尿病患者认识糖尿病属终身性疾病，必须终身治疗，同时让患者知道如何积极预防诱发病情加重的因素；指导患者外出运动时应告诉家人活动的时间和地点，并随身携带糖尿病保健卡，卡上应有患者的姓名、年龄、家庭住址、电话号码和病情等信息，应放在明显的地方，以备发生意外时别人能帮助处理；随身携带糖果和饼干，以防出现低血糖反应（如头晕、视觉模糊、出虚汗、心慌、手和舌发麻、四肢无力或颤抖、身体协调性差等）时能及时服用，若不能缓解应立即去医院治疗。指导患者保持情绪稳定，避免各种不良精神刺激等。

（2）治病知识指导　强调控制饮食和自我监测血糖和尿糖的重要性，指导患者进行饮食疗法，每日定时定量进餐，维持标准体重，教会患者及家属测尿糖、血糖、注射技术等，并准确记录结果，作为药物剂量调整的参考。学会饮食量、降血糖药量的调整方法。教会患者及家属正确注射胰岛素，明确副作用及注意事项。教会患者及家属正确洗澡和足部护理的方法。嘱患者定期复查，尤其强调对眼底、心血管和肾功能的检查，以便早期发现慢性并发症及早治疗等。

六、护理评价

评价是否达到护理目标的各项指标。如患者体重、血糖正常或趋于正常水平并保持稳定；无感染发生；焦虑减轻或消失；无严重并发症发生等。

第八节 老年脑梗死

【引导案例】

患者，女，60岁，退休工人，有高血压病史，洗碗时突发左侧肢体活动不灵。查体：体温36.4℃，血压150/100mmHg。心率106次/分，脉搏86次/分，左上肢肌力0级、下肢肌力2级，偏身感觉障碍。辅助检查：头部CT未见异常；TCD见椎-基底动脉轻度硬化。医疗诊断为脑梗死。

1. 该患者的护理诊断有哪些？
2. 该患者的护理措施有哪些？

一、概述

脑梗死是指局部脑组织由于缺血而发生的坏死所致的脑软化，是导致老年人致死、致残的主要疾病之一。常表现为急性起病的局灶性神经功能障碍，主要包括脑血栓形成和脑栓塞两大类。脑血栓形成是指颅内外供应脑组织的动脉血管壁发生病理改变，血管增厚、管腔狭窄闭塞和血栓形成，造成脑局部血流急剧减少或供血中断，使脑组织缺血、坏死，出现局灶性神经系统异常症状和体征，如偏瘫、失语等；脑栓塞是由各种栓子沿血液循环进入脑动脉，引起急性血流中断而出现相应供血区脑功能障碍。脑血栓占脑卒中的60%，脑栓塞约占脑卒中的5%～20%，且发生率随着年龄的增长而增加。

短暂性脑缺血发作（TIA），尤其是椎动脉系TIA是老年人脑梗死的重要危险因素。另外，老年人无瓣膜病变的房颤可引起脑梗死的发生。其他因素包括高血压、糖尿病、高脂血症、高黏血症、吸烟、冠心病及精神状态异常等。脑血栓的首发病因是脑血管动脉粥样硬化，脑栓塞最常见病因是主动脉弓及其分支大动脉的粥样硬化斑块及血栓的脱落。

二、护理评估

1. 健康史

询问既往健康状况，了解患者是否存在脑动脉粥样硬化、高血压、糖尿病、冠心病和高脂血症等病史；了解患者是否存在形成栓子的因素，如肺部感染、败血症引起的感染性脓栓，长骨骨折的脂肪栓等。询问此次患病的起病情况、临床表现及诊治经过等。

2. 身体状况

（1）症状　脑血栓形成发病前有头晕、头痛、肢体麻木无力等前驱症状，部分患者发病前曾有TIA病史。多数患者在安静状态下或睡眠中发病，次晨醒来发现不能说话，一侧肢体瘫痪。局灶性神经系统损伤的表现多在数小时或2～3d内达高峰，且因不同动脉阻塞表现各异，多数患者意识清楚。脑栓塞常见临床症状为局限性抽搐、偏盲、偏瘫、偏身感觉障碍、失语等，意识障碍常较轻且很快恢复。严重者可突起昏迷、全身抽搐，可因脑水肿或颅内压增高，继发脑疝而死亡。

（2）特点　无症状性脑梗死多见，并发症多，老年人由于多病并存，心、肺、肾功能较差，常易并发各种并发症，如肺部感染、心衰、肾衰、应激性溃疡等，使脑梗死进一步加重。

3. 心理和社会状况

患者由于瘫痪导致生活自理缺陷，影响工作及生活，常出现自卑、消极、急躁、情绪低落等心理状况。

4. 辅助检查

血脂及血液黏稠度增加，血小板聚集性增高，脑脊液检查多正常。CT 检查是最常用的检查，发病 24h 内多无改变，24h 以后逐渐出现低密度梗死灶。脑干和小脑梗死 CT 多显示不佳。MRI 检查可以早期显示缺血组织的大小、部位，甚至可以显示皮质下、脑干和小脑的小梗死灶。TCD 对判断颅内外血管狭窄或闭塞、血管痉挛、侧支循环建立程度有帮助，还可用于溶栓监测。放射性核素检查，可显示有无脑局部的血流灌注异常。

三、护理诊断

（1）躯体活动障碍　与偏瘫有关。

（2）感觉异常　与脑血栓形成损害感觉传导通路有关。

（3）语言沟通障碍　与病变累及大脑语言中枢引起失语有关。

（4）焦虑　与肢体瘫痪、语言沟通困难、缺乏社会支持有关。

（5）知识缺乏　与健康教育不到位，患者和家属对疾病发生及预后的相关知识缺乏有关。

（6）有废用综合征的危险　与瘫痪后未进行有效肢体康复锻炼有关。

（7）潜在并发症　感染、颅内高压、压疮等。

四、护理目标

（1）躯体活动能力逐渐增强。

（2）感知障碍改善，未受到意外伤害。

（3）语言表达能力逐步恢复正常。

（4）情绪稳定，能积极配合治疗。

五、护理措施

1. 一般护理

急性期卧床休息，取平卧位；遵医嘱给予氧气吸入；病室环境安静舒适，空气新鲜。

2. 饮食护理

给予低脂、低盐、高蛋白质、丰富维生素、少量多餐、易消化饮食，避免粗糙、辛辣等刺激性食物。患者有饮水呛咳、吞咽困难，可给予半流质缓慢喂食，必要时给予营养支持，遵医嘱鼻饲等。

3. 病情观察

注意生命体征、意识、瞳孔等变化，观察肌张力、腱反射的改变及是否出现病理反射等。观察患者神经系统表现，及时发现有无脑缺血加重征象及颅内压增高的症状，发现异常及时报告医生并协助处理。

4. 用药护理

使用溶栓抗凝药物时应严格把握药物剂量，密切观察意识和血压变化，定期进行神经功能评估，监测出凝血时间、凝血酶原时间，观察有无皮肤及消化道出血倾向，如黑便、牙龈出血、皮肤青紫瘀斑等。如果患者出现严重的头痛、急剧血压增高、恶心呕吐，应考虑是否并发颅内出血，立即停用溶栓、抗凝药物，协助紧急头颅 CT 检查。同时还要观察有无栓子脱落引起的微栓塞，如肠系膜上动脉栓塞可引起腹痛，下肢静脉栓塞时可出现皮肤肿胀、发红及肢体疼痛、功能障碍，发现异常应及时报告医生处理。使用扩血管药尤其是尼莫地平等钙通道阻滞药时，因能产生明显的扩血管作用，松弛血管平滑肌，使脑血流量增加，可导致患者头部胀痛、颜面部发红、血压降低等，应监测血压变化、减慢输液滴速（一般每分钟＜30 滴）。使用低分子右旋糖酐改善微循环治疗时，可出现发热、皮疹甚至过敏性休克，应密切观察。

5. 防止并发症护理

为防止肺炎、尿路感染、肺静脉血栓形成和肺栓塞等并发症的发生，应指导老人尽量早期下床活动，尽量避免导尿等。

6. 心理护理

脑梗死患者如果缺少家庭和社会支持，发生焦虑、抑郁的可能性会加大，而焦虑与抑郁情绪阻碍了患者的有效康复，从而严重影响患者的生活质量，因此应重视对精神情绪变化的监控，提高对抑郁、焦虑状态的认识，及时发现患者的心理问题，进行针对性心理治疗，以消除患者思想顾虑，稳定情绪，增强战胜疾病的信心。

7. 健康指导

（1）疾病知识和康复指导　指导患者及家属了解脑梗死的相关疾病知识，教会患者进行康复训练的方法。语言功能训练时，应仔细倾听，善于猜测询问，为患者提供述说熟悉的人或事的机会，并鼓励家人多与患者交流；运动功能的训练一定要循序渐进，对肢体瘫痪的患者在康复早期即开始做关节的被动运动，以后应尽早协助患者下床活动，先借助平行木练习站立、转身，后逐渐借助拐杖或助行器练习行走；协调能力训练主要是训练肢体活动的协调性，先集中训练近端肌肉的控制力，后训练远端肌肉的控制力，训练时要注意保证患者的安全，同时注重心理康复等。

（2）合理饮食指导　指导患者养成良好饮食习惯，多吃新鲜蔬菜、水果、谷类、鱼类和豆类，低盐、低脂、低热量饮食，少吃甜食，戒烟、限酒。

（3）日常生活指导　指导患者适当运动，合理休息和娱乐，晨醒后不要急于起床，最好安静平卧 10min 后缓慢起床，体位变换时动作要缓慢，转头不宜过猛过急，洗澡时间不宜过长，平日外出时有人陪伴，防止跌倒。

（4）预防复发　指导患者遵医嘱正确服用降压、降糖和降脂药物，定期门诊检查。指导家属学会病情观察，当患者出现头晕、头痛、一侧肢体麻木无力、讲话吐字不清等前驱症状时，应及时协助就诊。

六、护理评价

评价是否达到护理目标的各项指标，如躯体活动能力、语言表达能力逐渐增强、焦虑情绪减轻或消失，无意外伤害发生等。

（钟　华）

实训四　阿尔茨海默病患者的护理

【病例讨论的目的】

1. 了解老年患者的健康状况，发现健康问题。

2. 在教师的指导下为阿尔茨海默病患者制订护理计划，为患者提供整体的护理服务。

【病例资料的准备】

1. 张某，男性，80岁。近期家人感觉他脾气有时莫名的急躁，不愿外出，子女家的路常走错，但还是能够找到。比较懒，生活自理很慢。量表检查：计算困难，记不起早餐吃的什么，具体方位不清楚。

2. 钱某，男性，71岁。否认有吸烟、酗酒等不良嗜好。患有高血压，药物控制效果佳。症状：

（1）每天反复整理自己的东西。

（2）身体很好，每天喜欢一个人出去散步，但一些印象深刻的交流，大多不记得。

（3）忘记刚刚做过的事情或者说过的话，但远期记忆很清晰。

（4）不记得时间和年月，季节也容易混淆。

（5）不认为自己患病或者记性不好，给他一些算术题或者增强记忆的东西，他也不配合。

【病例讨论方法】

1. 学生分成4~6人一组，认真阅读病例。

2. 以组为单位进行讨论

（1）分析老年患者的健康状况，发现患者目前主要存在的健康问题是什么？

（2）作出护理诊断，提出护理措施。

（3）为患者制订健康教育计划。

3. 小组汇报，教师点评。

（刘荔萍）

实训五　老年脑梗死患者的护理

【病例讨论的目的】

1. 通过病例讨论，让学生掌握正确的临床思维方法，训练学生独立分析问题和解决问题的能力。

2. 通过讨论了解学生理论学习的效果和掌握老年人常见疾病护理知识的程度。

3. 在讨论过程中发现问题，纠正偏差。

【病例资料的准备】

1. 患者，男性，65 岁，有心房颤动病史，清晨起床自行上厕所时摔倒，家人发现其口角歪斜，自述左侧上下肢麻木。送医院检查，神志清楚，左侧偏瘫，CT 检查见低密度影。

（1）该患者所患疾病为何病？

（2）该患者存在哪些护理问题？

（3）为该患者制定护理措施。

2. 患者，女，60 岁，既往高血压病史 12 年，午睡后出现右侧肢体无力 3h 入院。查体：血压 160/100mmHg，神清，双眼左侧凝视，右侧鼻唇沟浅，伸舌偏右，右侧肌力 I 级。头颅 CT 未见异常，血常规、血出凝血时间、心电图无异常。

（1）该患者所患疾病为何病？

（2）该患者存在哪些护理问题？

（3）为该患者制定护理措施。

【病例讨论方法】

1. 任课教师根据授课的内容，结合学生实际，先选择确定并准备好讨论的病例。

2. 在讨论前印发病历摘要给学生，并提出能引导学生参与讨论的问题和提纲，以便学生有准备的发言。

3. 可分组进行。

4. 病例讨论以教师为主导，学生为主体。讨论时先由教师指定一名学生汇报病历摘要，然后教师引导学生发言，最后由教师认真归纳总结学习内容。

5. 要求学生做好病例讨论的记录，每位学生写一份病案讨论报告，交教师批阅、讲评，并给出成绩。

（钟　华）

目标检测

1. 关于阿尔茨海默病的早期核心症状主要是（　　）

　　A. 性格改变　　　　　B. 记忆减退　　　　　C. 言语功能障碍

　　D. 幻觉　　　　　　　E. 谵妄

2. 下列有关阿尔茨海默病最优选的影像学检查方法是（　　）

　　A. CT　　　　　　　　B. MRI　　　　　　　C. PECT

　　D. SPECT　　　　　　E. X 线

3. 对新入院的阿尔茨海默病患者，采取的护理措施中错误的是（　　）

　　A. 和患者沟通语言应清晰、简练，一次没听懂，应耐心重复

B. 患者回忆出现错误并坚持己见时，要坚持说服其接受正确的观点

C. 多帮助患者回忆往事，锻炼记忆力

D. 保持病室安静，尽量避免一切噪声

E. 有技巧的为患者提供安全保护，防止患者产生被监视和隔离的感觉

4. 护士指导阿尔茨海默病患者家庭护理要点，以下错误的是（　　　）

    A. 为防止患者将家中贵重物品扔掉，应将其收好

    B. 为防止患者走失，老伴在他衣服上写名字和家中电话

    C. 老伴尽量让患者自己刷牙、洗脸、穿衣、吃饭

    D. 为防止患者走失，老伴不让其外出，把他整日关在家里

    E. 密切观察患者有无发热和痛苦表情，防止因患者反应迟钝延误病情

5. 患者，男性，78岁。其家属反映近2年来常忘记刚发生过的事情，经常"丢三落四"，甚至忘记回家的路，说话有时颠三倒四，有时候会莫名其妙生气，性格明显改变，多疑、糊涂、害怕。根据临床表现，护士评估患者最可能发生了（　　　）

    A. 老年精神病　　　　　B. 强迫症　　　　　　C. 脑血管疾病

    D. 早期阿尔茨海默病　　E. 脑肿瘤

6. 患者，女性，50岁，午后潮热、心悸，诊断为"围绝经期综合征"。医嘱用激素替代疗法，为预防骨质疏松，同时需要补充（　　　）

    A. 维生素A　　　　　　B. 钙剂　　　　　　　C. 叶酸

    D. 维生素C　　　　　　E. 蛋白质

7. 下列有关骨质疏松症的说法，错误的是（　　　）

    A. 原发性骨质疏松症是自然衰老过程中，骨骼系统的退行性改变

    B. 特发性骨质疏松症是由于疾病或药物损害骨代谢所诱发的骨质疏松

    C. 骨质疏松会导致病理性骨折

    D. 男、女约在40岁时便开始出现与年龄有关的骨持续性丢失

    E. 骨重建中，骨破坏多于骨新建，则导致骨质疏松

8. 阻塞性肺气肿最主要的病因是（　　　）

    A. 肺炎球菌性肺炎　　　B. 支气管哮喘　　　　C. 慢性支气管炎

    D. 急性支气管炎　　　　E. 肺结核

9. 患者男性，67岁，医疗诊断为慢性阻塞性肺疾病，进行呼吸功能锻炼的方法是（　　　）

    A. 体位引流

    B. 加强腹式呼吸，用鼻深呼吸，经口缓呼，呼气时口唇收拢

    C. 用鼻吸气，经口用力快速呼气

    D. 加强胸式呼吸，经鼻用力呼气

    E. 同时加强胸式和腹式呼吸

10. 护理老年高血压患者，下列措施哪项不妥（　　　）

    A. 尽快将血压降至正常

    B. 改变体位时动作宜缓慢

    C. 沐浴时水温不宜过高

D. 头晕、恶心时助其平卧并抬高下肢

　　E. 保持大便通畅

11. 某老年高血压患者，吸烟史 20 年，肥胖，目前血压 160/95mmHg，下列健康教育内容哪项错误（　　　）

　　A. 保持情绪稳定

　　B. 适量运动

　　C. 高热量、高糖饮食

　　D. 戒烟

　　E. 控制高血压

12. 男性，65 岁，患高血压病 5 年，入院后给予降压药等治疗，在用药护理中指导患者改变体位时，动作宜缓慢，其目的是（　　　）

　　A. 避免发生高血压脑病

　　B. 避免发生高血压危象

　　C. 避免发生急进型高血压

　　D. 避免发生体位性低血压

　　E. 避免血压增高

13. 老年人应用硝酸甘油缓解心绞痛，最佳的护理是（　　　）

　　A. 服药时宜平卧，以防低血压

　　B. 药物用温开水送服

　　C. 药物置口中，立即咽下

　　D. 服药前先用水湿润口腔，再将药物嚼碎置于舌下含化

　　E. 观察头昏、血压偏高表现

14. 张先生，冠心病患者，日常活动即心悸、气急。应指导其（　　　）

　　A. 绝对卧床休息

　　B. 活动不受限制

　　C. 活动照常，增加午休

　　D. 起床稍事活动，增加间歇休息

　　E. 限制活动，多卧床休息

15. 某 2 型糖尿病患者，60 岁，实际体重超过标准体重 25%，其饮食总热量应（　　　）

　　A. 按实际体重计算再酌减

　　B. 按实际体重计算再酌增

　　C. 按标准体重计算再酌减

　　D. 按标准体重计算再酌增

　　E. 按标准体重计算不增不减

（16～18 题共用题干）

　　患者，女性，70 岁。近 1 年来腰背、脊柱 X 线检查示：胸$_{12}$腰$_1$椎体楔形压缩性骨折，骨密度测定腰椎低于正常年纪妇女峰值骨量。实验室检查血钙 2.18mmol/L，血磷 0.98mmol/L，血碱性磷酸酶 134U/L。

16. 诊断最可能是（　　）

    A. 肾性骨病

    B. 脊柱骨折

    C. 原发性甲状旁腺功能亢进症

    D. 原发性骨质疏松症

    E. 继发性甲状旁腺功能亢进症

17. 该病的诱发因素除外（　　）

    A. 服用多种维生素药物

    B. 女性绝经后雌激素缺乏

    C. 妊娠期饮食钙含量不足

    D. 长期大量的饮酒、咖啡、吸烟

    E. 活动过少或过度运动

18. 可用于治疗的药物不包括（　　）

    A. 钙剂　　　　　　　B. 雌激素　　　　　　C. 泼尼松

    D. 二膦酸盐　　　　　E. 阿伦膦酸盐

（19~20 题共用题干）

    患者女性，60 岁，患糖尿病 10 年，长期胰岛素治疗，今日凌晨突感饥饿难忍、全身无力、心慌、出虚汗，继之神志恍惚。

19. 护士应首先考虑发生了（　　）

    A. 胰岛素过敏　　　　B. 低血糖反应　　　　C. 酮症酸中毒早期

    D. 高渗性昏迷先兆　　E. 血容量不足

20. 护士立即采取的措施是（　　）

    A. 通知家属　　　　　B. 协助患者饮糖水　　C. 进行血压监测

    D. 建立静脉通路　　　E. 专人护理

（钟　华　刘荔萍）

第九章

老年人的临终护理

学习目标

1. 掌握老年人临终前常见症状及护理。
2. 熟悉临终关怀的概念、临终老年人的心理特点及护理。
3. 了解我国老年人临终关怀的现状及影响因素、老年人临终关怀的意义。

【引导案例】

李大妈，71岁，因咳嗽、咯血就诊，发现患有晚期肺癌，家属对其隐瞒了病情。在化疗过程中，李大妈发现自己的头发脱落明显，没几天功夫就掉光了。李大妈很快想到自己可能得了不治之症，随后李大妈极度痛苦，愤怒，爱发脾气。

1. 李大妈临终的心理变化属于哪一期？
2. 应该如何对李大妈进行心理护理？

老年人的临终护理就是医护人员运用各种知识与技能对处于临终状态的老年人给予精心照顾，包括生理、心理、社会等方面的护理。临终护理是护士的重要职责，不仅要竭尽全力延长他们的生命，更重要的是提供良好的环境，使老年临终患者尽可能平静、舒适、有尊严地走完人生的最后一程。

第一节 概 述

一、临终关怀的概念

临终关怀又称临终照顾，是指对无望救治的老年人及其家属提供全面的医护照顾，它不完全以延长老年人的生存时间为目的，而是以提高老年人临终的生存质量为宗旨，对老年人采取生活照顾、心理疏导、姑息治疗，以缓解其生理痛苦和心理恐惧，维护临终老年人的尊严，使其舒适安宁地度过最后的人生旅程。

二、老年人临终关怀的现状及影响因素

1. 中国老年人临终关怀的兴起与发展

中国临终关怀事业起步较晚，却发展迅速。1987 年 7 月在天津成立第一个临终关怀研究中心，标志着中国开始步入世界临终关怀研究行列。之后，中国心理卫生协会临终关怀专业委员会和临终关怀基金也相继成立，同年 10 月上海成立了中国第一家临终关怀医院——南汇护理院，随后又建立了江桥、普静等 16 所老年护理院（含临终关怀院）。1992 年，北京市收治濒危患者的松堂医院正式成立。2006 年 4 月成立了"中国关怀生命协会"标志着中国的临终关怀事业进入了一个新的发展时期，临终关怀有了一个全国性的管理社会团体。

2. 中国目前临终关怀的组织形式

（1）设置临终关怀专门机构　具有医疗、护理设备，一定娱乐设施，家庭化的危重病房设置等，提供适合临终关怀的陪伴制度，配备一定专业人员，提供临终老年患者服务，如上海南汇护理院等。

（2）综合医院内建立的临终关怀病房或病区　利用医院内现有的物质资源，为临终老年患者提供医疗、护理及生活照顾，避免临终老年患者及家属产生被遗弃的不良感觉，如中国医学科学院肿瘤医院的"温馨病房"。

（3）家庭临终关怀病床　也叫居家照顾，主要为希望留在家里与家人共度最后时光的患者服务。医护人员的职责是控制患者生理上的痛苦，并对患者及其家属提供心理和情感上的支持，使患者可以与家人在一起，减轻悲痛与孤寂，面对死亡。根据患者情况，医护人员每日或每周访视 2 ~ 3 次并全天候服务。

> **知识链接**
>
> **世界临终关怀及舒缓治疗日**
>
> 2004 年英国首先提出把每年十月份的第一个星期六作为世界临终关怀及舒缓治疗日。这一提议得到了分布在欧洲、非洲、亚洲、美洲和大洋洲的数十个国家临终关怀及舒缓治疗组织的积极响应与大力支持。通过这一天的全球性活动，提高人们对临终关怀重要性的认识。2005 年 10 月 8 日，是首个世界临终关怀及舒缓治疗日。

3. 影响中国临终关怀的因素

从中国第一所临终关怀医院建立，经过 20 多年的迅速发展，已具有一定的规模，但是发展很不平衡，对中、小城市和偏远地区，老年临终关怀的机构还比较匮乏，几千年传统死亡文化的束缚，给中国临终关怀事业的发展带来了很消极的影响，许多人不能正确理解临终关怀的真正意义，使临终关怀的发展举步维艰。影响中国临终关怀的主要因素体现在以下几个方面。

（1）"临终"阶段难以确定　美国把能存活 6 个月以内的患者确立为临终患者，日本把估计只能存活 2 ~ 3 个月的患者称为临终患者，我们国家把预计只能存活 2 ~ 3 个月的患者称为临终患者。而老年人的病情是缓慢发生发展，并且经常反复，很难确定什么时间是"临终"。

（2）医护人员对"临终"知识缺乏　医护人员缺乏"临终"知识的专门培训，目前对患者多采取以治疗为主的方式，也未开展对"临终"患者及家属提供"临终"教育服务，还没有形成一个统一的伦理教育环境，不仅造成了大量的医疗资源浪费，给临终患者的身心造成了极大的痛苦，同时患者家属的精神也饱受折磨。

（3）服务机构和资金来源不足　目前中国缺少相应的政策支持和社会资助来帮助临终关怀事业的发展。临终关怀的患者一般不采用价格昂贵的治疗手段，药物也只是选用一些相对便宜的缓解症状的药物。临终关怀中，对患者及其家属的心理安慰和指导尤其重要，医护人员需花大量的时间和精力开展心理护理，为此，医院须对员工进行针对性的培训，但是这些服务项目都是无偿的。由于没有足够的资金，使许多本应开展临终关怀服务的医疗机构望而生畏。

（4）缺乏应有的死亡教育和伦理道德教育　中国人对死亡的认识深受几千年传统文化的影响，人们对死亡的认识仅仅处于原始的恐惧和痛苦中。树立正确的生死观对临终关怀具有非常重要的意义。现代科学的死亡观是"不以延长生命为目的，而以减轻身心痛苦为宗旨"，事实上就是为死亡寻求心理适应，这种心理适应对于临终者的家属也同样重要。此外，对于有些家属来说，死亡却是痛苦的开始，许多人会因为失去亲人而影响到自己的工作和生活，甚至精神长期得不到恢复，这些人同样需要接受死亡教育。因此，在中国发展临终关怀，必须打破传统的思想观念，使更多的人能够真正认识和面对死亡，完善死亡教育和伦理道德教育，树立正确的生死观。

（5）中国目前的临终关怀机构现状　20世纪80年代后期，中国真正意义上的临终关怀才开始起步，各种临终关怀机构大都设置在北京、上海、天津等一些大城市，并且真正意义上的临终关怀医院少，存在设施差、费用高等问题。对于中国这样一个拥有13亿人、60岁以上老年人口总数已达1.45亿的人口大国来说，目前的临终关怀机构还远远满足不了中国老年临终患者的迫切需要。

三、老年人临终关怀的意义

随着人们生活质量的提高，中国已步入老龄化社会。由于家庭规模缩小、功能逐渐弱化，老年人的照护尤其是临终关怀问题就凸显了出来，因此发展老年人临终关怀事业具有重要的意义。

1. 提高老年临终者生存质量，维护生命尊严

由于传统文化的束缚，许多临终老人在生命的最后一个阶段，不是在舒适、平静中度过，而是处于现代医疗技术、麻醉、药物的控制下，死亡之前均有接受侵入性治疗等痛苦的经历，充满了恐惧、痛苦和无奈。临终关怀则为临终老人及家属提供心理上的关怀与安慰，对临终前和治疗无效的晚期患者不使用痛苦无效的治疗方法，而是致力于心理关怀和精湛的护理手段，最大限度地减轻患者痛苦，使患者安详、平静地离开人间，从而提升生命的质量，因此，临终关怀护理是满足老年人"老能善终"的最好举措。

2. 安抚家属子女，解决老人家庭照顾困难

临终关怀将照顾临终老人的工作转移到社会，对临终老人的照顾，不仅是老年人

自身的需要，同时也是家属和子女的需要。对于大多数家庭来说，由于缺乏医学知识及临终照护经验，而临终关怀可以让老人走得安详，让患者家属摆脱沉重的医疗负担，同时也安慰了他们的亲属子女，使其能更好地投身到自己的事业中去，不至于受到社会舆论的指责。因此临终关怀是解决临终老人家庭照料困难的一个重要途径。

3. 转变观念，真正体现人道主义精神

临终关怀是人类在观念上的一大进步。一方面教育人们要转变死亡的传统观念，认识到死亡是生命过程的一部分，科学技术可以延长人的寿命，但无法使人永生。既然人终究要死，就应与生一样，从追求优生到优死，是人类文明的一大进步。无论是临终者、家属及医护人员都要坚持唯物主义，面对现实，承认死亡，最大限度地减少逝者的痛苦，真正体现人道主义精神。因此，临终关怀不仅是社会发展与人口老龄化的需要，也是人类文明发展的标志。

4. 优化医疗资源的利用

实施临终关怀需要社会支付较多的服务费用，但对于那些身患不治之症的患者来说，接受临终关怀服务可以减少大量的甚至是巨额的医疗费用。如果将这些高额无效的费用转移到其他有希望救助的患者身上，它将发挥更大的价值。同时建立附设的临终关怀机构，即综合医院内的专科病房或病区，可以解决目前大多数医院利用率不足，造成资源闲置浪费的问题，又可以综合利用医院现有的医护人员和仪器设备，因此，临终关怀的兴起为节约医疗资源、有效利用有限的资源提供了可能。

第二节　老年人的临终护理

一、临终老年人的心理特征和护理

（一）临终老年人的心理特征

1. 否认期

根据临床观察发现，老年人随着病情的发展，当得知即将面临死亡时，患者常不承认病情恶化的事实，认为搞错了，极力否认；并怀着侥幸的心理四处求医，希望是误诊；同时千方百计去打探疾病和预后，此期一般比较短暂，但也有些患者会持续持否认态度直至死亡。

2. 愤怒期

一般情况下，老年人对自己病情预后不佳不能理解，心怀愤怒并向他人发泄，甚至不接受各种治疗，常迁怒别人，训斥周围人员。

3. 协议期

经过一段时间的心理适应，由愤怒转为妥协，开始接受临终的事实，心理上转为平静。为了延长生命，有些患者会许愿，希望借此延缓死亡；有些患者对过去做错的事表示悔恨，变得很和善。此期患者对自己的病情抱有希望，能积极配合治疗。

4. 忧郁期

患者发现生命已垂危，任何努力都无法阻止死亡的来临，会产生失落感，情绪极为伤感，患者不但要忍受生理上的病痛，在心理上更要忍受即将与亲人永别的痛苦，此期患者十分想念亲人和朋友或开始交代后事。

5. 接受期

患者已进入生命的最后阶段，此期患者面对死亡，不会心灰意冷，更不会抱怨命运，对即将来临的死亡已有所准备，表现得很平静，但因十分虚弱，对周围事情不感兴趣，认为自己不需要治疗与照顾，希望一个人安静地离开人世。

（二）临终老年人的心理护理

1. 否认期的护理

护理人员要与临终老年人坦诚沟通，耐心倾听老年人的诉说，维持老年人的适当希望，经常陪伴老年人，使其感受到护理人员的关怀。

2. 愤怒期的护理

护理人员应理解老年人的愤怒是发自内心的恐惧与绝望，要尽量让老年人表达其愤怒，宣泄内心的不快，充分理解老年人的内心痛苦，并注意保护其自尊心。

3. 协议期的护理

此期老年人希望通过配合治疗延长寿命。护理人员应尽可能满足老年人提出的各种合理要求，实现老年人愿望，使老年人更好地配合治疗，以减轻痛苦，控制症状。

4. 忧郁期的护理

护理人员应给予患者更多的关心和照顾，满足老年人的愿望，鼓励老年人的亲友多探视老年人，减少孤独和悲哀。

5. 接受期的护理

护理人员应为患者提供安静、舒适的环境，不要过多打扰患者，让其家人陪伴老年人，参与临终护理。护理人员还应加强老年人的生活护理，及时解决临终老年人的护理问题，让其安详、舒适地离开人世。

二、老年人临终前常见症状及护理

1. 呼吸、循环功能衰竭

此时老年人表现为血压下降，皮肤苍白，呼吸频率由快变慢，呼吸深度由深变浅，出现鼻翼扇动、潮式呼吸、张口呼吸、点头样呼吸等，最终呼吸停止。护理人员应密切观察生命体征，如情况许可，可采取半坐卧位或抬高头部，意识不清者采取侧卧位，根据病情给予吸氧、吸痰，并保持呼吸道通畅。

2. 肌张力减弱或丧失

由于肌张力减弱或消失，老年人表现为大小便失禁，肢体软弱无力，无法维持正常的舒适功能体位，不能进行自主躯体活动。护理人员应做好患者的口腔护理、皮肤护理，保证衣服被褥清洁平整，以保持老人较好的情绪和生活质量。采取舒适的体位，经常翻身，按摩受压部位，大小便失禁者要保持会阴部皮肤清洁、干燥，预防压疮的发生。

3. 疼痛

疼痛使患者烦躁不安，血压、心率发生改变，呼吸增快或减慢，瞳孔散大，疼痛面容。护理人员应密切观察疼痛的部位、性质、程度及持续时间，帮助老人选择有效的止痛方法，必要时使用药物止痛。

4. 营养缺乏

营养缺乏表现为营养失衡，体重下降。护理人员应保证老人的营养供给，饮食给予高热量、高蛋白流质或半流质饮食，不能进食者给予鼻饲或肠外营养。

5. 意识、感知觉改变

意识改变可表现为嗜睡、意识模糊、昏睡、昏迷等。视觉逐渐退化，由视觉模糊发展到只有光感，直至视力消失。听觉常是最后消失的感觉。此时应为老人创造良好的环境，提供单独病室，环境安静，光照适宜，以增加安全感。双眼半睁者，应定时涂眼药膏，并用湿纱布覆盖。老人视力丧失时，应用语言和触觉与其保持交流。患者的听力往往最后消失，所以护士讲话应清晰、语气柔和，消除老人的孤独感，不要在床旁讨论老人病情或失声痛哭，避免不良刺激。

目标检测

1. 与影响中国老年人临终关怀的主要因素无关的是（　　　）

　　A. 医务人员对临终关怀知识缺乏

　　B. 服务机构和资金来源不足

　　C. 传统死亡观、伦理观的束缚

　　D. 临终关怀未普遍开展

　　E. 国家没有相应的政策和法律

2. 天津医学院率先在中国创办了临终关怀研究中心，其时间是（　　　）

　　A.1987 年　　　　　　　　B.1988 年　　　　　　　　C.1997 年

　　D.1998 年　　　　　　　　E.2000 年

3. 临终老人最后消失的感觉为（　　　）

　　A. 视觉　　　　　　　　　B. 听觉　　　　　　　　　C. 触觉

　　D. 嗅觉　　　　　　　　　E. 味觉

4. 临终患者最早出现的心理反应（　　　）

　　A. 否认期　　　　　　　　B. 愤怒期　　　　　　　　C. 协议期

　　D. 忧郁期　　　　　　　　E. 接受期

5. 不属于临终老人常见的症状是（　　　）

　　A. 疼痛　　　　　　　　　B. 意识模糊　　　　　　　C. 呼吸困难

　　D. 出血　　　　　　　　　E. 大小便失禁

6. 下列哪项不属于临终患者循环衰竭的表现（　　　）

　　A. 皮肤苍白　　　　　　　B. 血压上升　　　　　　　C. 口唇、指甲青紫

　　D. 心音低而无力　　　　　E. 脉搏细速而不规则

7. 下列哪一项不符合协议期临终患者表现的（　　　）

A. 患者的愤怒逐渐消退

B. 患者很和善、很合作

C. 患者有侥幸心理，希望是误诊

D. 患者认为做善事可以死里逃生

E. 患者开始接受自己患了不治之症的事实

（刘更新　王海鑫）

附录

常用老年人评估量表

附表1　老年人居家环境安全评估表

评估要素	回答"是"或"否"
1. 楼道及进门处光线是否充足	（　　）
2. 楼梯是否明显可见，阶梯是否完整	（　　）
3. 夜间卧室、卫生间、过道有无光亮	（　　）
4. 如地上有地毯，是否完整，有无破洞或卷边等绊物	（　　）
5. 地面是否平整，是否过滑	（　　）
6. 盆浴或淋浴旁、楼梯有无扶手	（　　）
7. 澡盆内、淋浴下有无防滑垫	（　　）
8. 热水是否过热	（　　）
9. 助行用具容易取到否，是否平稳、安全	（　　）
10. 如独居一室，卧室是否有电话、电铃或呼叫器	（　　）
11. 急救电话号码是否在电话旁，老人能否打通急救电话	（　　）
12. 能否听到电话、门铃声	（　　）
13. 如天气突变，能否有人帮助独居老人买菜以及生活必需品	（　　）
14. 灭火器是否随时可用，老人会用否	（　　）
15. 家中有无防盗门窗，外人是否不易闯入	（　　）
16. 如需要时，老人能否迅速安全转移	（　　）
17. 家具是否结实、稳妥，且便于老人起坐	（　　）
18. 衣柜各层是否举手可用，不需爬高	（　　）
19. 食物储存是否安全	（　　）
20. 电插座、电线、供温设备是否完好、安全	（　　）

附表2　日常生活能力评估表（ADL）

项目	请选择合适的情况			
1. 定时上厕所	①	②	③	④
2. 行走	①	②	③	④
3. 洗澡	①	②	③	④
4. 穿衣	①	②	③	④
5. 梳头、刷牙等	①	②	③	④
6. 进食	①	②	③	④
7. 做家务	①	②	③	④
8. 服药	①	②	③	④

项目	请选择合适的情况			
9. 洗衣	①	②	③	④
10. 做饭菜	①	②	③	④
11. 购物	①	②	③	④
12. 使用交通工具，乘公交车等	①	②	③	④
13. 打电话	①	②	③	④
14. 处理自己钱财	①	②	③	④

注：

1. 表中①表示自己完全可以做，为1分；②有些困难，为2分；③需要帮助，为3分；④自己完全不能做，为4分。

2. 总分低于16分为完全正常，大于16分有不同程度的功能下降，最高56分。

3. ADL受多种因素影响，年龄、视、听或运动功能障碍，躯体疾病，情绪低落等，均影响日常生活功能。对ADL结果的解释应谨慎。

附表3　老年人生活质量评定表

身体健康

1. 疾病症状
   （1）无明显病痛 （3分）
   （2）间或有病痛 （2分）
   （3）经常有病痛 （1分）

2. 慢性疾病
   （1）无重要慢性病 （3分）
   （2）有，但不影响生活 （2分）
   （3）有，影响生活功能 （1分）

3. 畸形残疾
   （1）无 （3分）
   （2）有（轻、中度驼背）不影响生活 （2分）
   （3）畸形或因病致残，部分丧失生活能力 （1分）

4. 日常生活功能
   （1）能适当劳动、爬山、参加体育活动，生活完全自理 （3分）
   （2）做饭、管理钱财、料理家务、上楼、外出坐车等有时需人帮助 （2分）
   （3）丧失独立生活能力 （1分）

本项共计得分：（　　　　）

心理健康

5. 情绪、性格
   （1）情绪稳定、性格开朗、生活满足 （3分）
   （2）有时易激动、紧张、忧郁 （2分）
   （3）经常忧郁、焦虑、压抑、情绪消沉 （1分）

6. 智力
   （1）思维能力、注意力、记忆力都较好 （3分）
   （2）智力有些下降，注意力不集中，遇事易忘，但不影响生活 （2分）
   （3）智力明显下降，说话无重点，思路不清晰，健忘、呆板 （1分）

心理健康

7. 生活满意度

(1) 夫妻、子女、生活条件、医疗保健、人际关系等都基本满意　　　　　　　　　　　　(3分)

(2) 某些方面不够满意　　　　　　　　　　　　(2分)

(3) 生活满意度差，到处看不惯，自感孤独、苦闷　　　　　　　　　　　　(1分)

本项共计得分：(　　)

社会适应

8. 人际关系

(1) 夫妻、子女、亲戚朋友之间关系融洽　　　　　　　　　　　　(3分)

(2) 某些方面虽有矛盾，仍互相往来，相处尚可　　　　　　　　　　　　(2分)

(3) 家庭矛盾多，亲朋往来少，孤独　　　　　　　　　　　　(1分)

9. 社会活动

(1) 积极参与社会活动，在社团中任职，关心国家、集体大事　　　　　　　　　　　　(3分)

(2) 经常参与社会活动，有社会交往　　　　　　　　　　　　(2分)

(3) 不参加社会活动，生活孤独　　　　　　　　　　　　(1分)

本项共计得分：(　　)

环境适应

10. 生活方式

(1) 生活方式合理，无烟、酒嗜好　　　　　　　　　　　　(3分)

(2) 生活方式基本合理，已戒烟，酒不过量　　　　　　　　　　　　(2分)

(3) 生活无规律，嗜烟、酗酒　　　　　　　　　　　　(1分)

11. 环境条件

(1) 居住环境、经济收入、医疗保障较好，社会服务日臻完善　　　　　　　　　　　　(3分)

(2) 居住环境不尽如人意，有基本生活保障　　　　　　　　　　　　(2分)

(3) 住房、经济收入、医疗费用等造成生活困难　　　　　　　　　　　　(1分)

本项共计得分：(　　)

合计得分 (　　)

注：

1. 第一项"身体健康"的判断标准：12分为优良，8~11分为良好，5~7分为较差，4分为差。

2. 第二项"心理健康"的判断标准：6~8分为良好，4~5分为较差，3分为差。

3. 第三项"社会适应"的判断标准：6分为优良，4~5分为良好，3分为较差，2分为差。

4. 第四项"环境适应"的判断标准：6分为优良，4~5分为良好，3分为较差，2分为差。

5. 以上各项相加即为总分。总分在30~33分者，说明生活质量良好，应继续采取原有的合理的生活方式。积极防治心脑血管等疾病和肿瘤，力争健康长寿。总分20~29分者，说明生活质量为中等水平，应进一步检查老人的生活方式是否合理，自我保健措施是否得当有力，是否坚持适当的活动锻炼，是否注意情绪的调节，对慢性疾病是否遵医嘱坚持治疗，及时发现问题并予以纠正或改善，不断提高生活质量。总分在11~19分者，说明生活质量差，应争取保持或恢复生活自理功能，提高生活质量，延长期望寿命。

附表 4　巴氏量表

项目	评分标准			
1. 进食		10 分	5 分	0 分
2. 转位	15 分	10 分	5 分	0 分
3. 修饰			5 分	0 分
4. 进出盥洗室		10 分	5 分	0 分
5. 洗澡			5 分	0 分
6. 步行	15 分	10 分	5 分	0 分
7. 上、下楼梯		10 分	5 分	0 分
8. 穿、脱衣服		10 分	5 分	0 分
9. 大便控制		10 分	5 分	0 分
10. 小便控制		10 分	5 分	0 分
总分				

注：巴氏量表共包括 10 项评估内容：进食、转位（从床或椅子上坐起或者站起）、修饰（洗脸、梳头、刷牙）、进出盥洗室、洗澡、步行（可使用轮椅）、上下楼梯、穿脱衣、大小便控制。每个单元若可以独立完成得 10~15 分，若需要协助完成得 0~5 分。巴氏量表的评定结果：100 分表示生活能够自理；91~99 分表示轻度依赖；62~90 分表示中度依赖；21~61 分表示严重依赖；0~20 分表示完全依赖。

附表 5　Lawton 功能性日常生活能力量表

评定项目	功能状态	分值
你能自己做饭吗	无需帮助	2
	需要一些帮助	1
	完全不能自己做饭	0
你能做家务或勤杂工作吗	无需帮助	2
	需要一些帮助	1
	完全不能自己做家务	0
你能自己服药吗	无需帮助（准时服药，剂量准确）	2
	需要一些帮助［需要备药和（或）提醒服药］	1
	没有帮助完全不能自己服药	0
你能去超过步行距离的地方吗	无需帮助	2
	需要一些帮助	1
	除非作特别安排，否则完全不能旅行	0
你能去购物吗	无需帮助	2
	需要一些帮助	1
	自己完全不能出去购物	0
你能自己理财吗	无需帮助	2
	需要一些帮助	1
	完全不能自己理财	0
你能打电话吗	无需帮助	2
	需要一些帮助	1
	完全不能自己打电话	0

注：该量表将功能性日常生活能力（IADL）分为 7 个方面。评定结果：总分值在 0~14 分，分值越高，被试者的功能性日常生活能力越高。

附表6 汉密顿焦虑量表（HAMA）

项目	主要表现
1. 焦虑心境	担心、担忧，感到有最坏的事将要发生，容易激惹
2. 紧张	紧张感、易疲劳、不能放松、易哭、颤抖、感到不安
3. 害怕	害怕黑暗、陌生人、一人独处、动物、乘车或旅行、公共场合
4. 失眠	难以入睡、易醒、睡眠浅、多梦、夜惊、醒后感疲惫
5. 认知功能	注意力不集中、注意障碍、记忆力差
6. 抑郁心境	丧失兴趣、抑郁、对以往爱好缺乏快感
7. 躯体性焦虑（肌肉系统）	肌肉酸痛、活动不灵活、肌肉和肢体抽动、牙齿打颤、声音发抖
8. 躯体性焦虑（感觉系统）	视物模糊、发冷发热、软弱无力、浑身刺痛
9. 心血管系统症状	心动过速、心悸、胸痛、血管跳动感、昏倒感、心搏脱漏
10. 呼吸系统症状	胸闷、窒息感、叹息、呼吸困难
11. 胃肠道症状	吞咽困难、嗳气、消化不良（进食后腹痛、腹胀、恶心、胃部饱胀）肠动感、肠鸣、腹泻、体重减轻、便秘
12. 生殖泌尿系统症状	尿频、尿急、停经、性冷淡、早泄、阳痿
13. 自主神经系统症状	口干、潮红、苍白、易出汗、紧张性头痛、毛发竖起
14. 会谈时行为表现	①一般表现：紧张、不能放松、忐忑不安、咬手指、紧握拳、面肌抽动、手发抖、皱眉、表情僵硬、肌张力高、叹息样呼吸、面色苍白；②生理表现：吞咽、打呃、安静时心率增快、腱反射亢进、震颤、瞳孔放大、眼睑跳动、易出汗、眼球突出

注：汉密顿焦虑量表包括14项，分为躯体性焦虑和精神性焦虑两大类。评定标准为0~4分的五级评分法，0表示无症状，1表示轻，2表示中等，3表示重，4表示极重。评定结果：总分>29分，可能为严重焦虑；总分>21分，肯定有明显焦虑；总分>14分，肯定有焦虑；总分>7分，可能有焦虑；总分<7分，没有焦虑症状。

附表7 状态-特质焦虑问卷（STAI）

项目	程度计分			
	几乎没有	有些	中等程度	非常明显
*1. 我感到心情平静	①	②	③	④
*2. 我感到安全	①	②	③	④
3. 我是紧张的	①	②	③	④
4. 我感到紧张束缚	①	②	③	④
*5. 我感到安逸	①	②	③	④
6. 我感到烦乱	①	②	③	④
7. 我现在正烦恼，感到这种烦恼超过了可能的不幸	①	②	③	④
*8. 我感到满意	①	②	③	④
9. 我感到害怕	①	②	③	④
*10. 我感到舒适	①	②	③	④
*11. 我有自信心	①	②	③	④

项目	程度计分			
	几乎没有	有些	中等程度	非常明显
12. 我觉得神经过敏	①	②	③	④
13. 我极度紧张不安	①	②	③	④
14. 我优柔寡断	①	②	③	④
*15. 我是轻松的	①	②	③	④
*16. 我感到心满意足	①	②	③	④
17. 我是烦恼的	①	②	③	④
18. 我感到慌乱	①	②	③	④
*19. 我感到镇定	①	②	③	④
*20. 我感到愉快	①	②	③	④

指导语：下面列出的是人们常常用来描述他们自己的一些陈述，请阅读每一个陈述后，然后在右边适当的圈内打钩，来表示你经常的感觉。没有对或错的回答，不要对任何一个陈述花太多的时间去考虑，但所给的回答应该是你平常所感觉到的。

	几乎没有	有些	经常	几乎总是如此
*21. 我感到愉快	①	②	③	④
22. 我感到神经过敏和不安	①	②	③	④
*23. 我感到自我满足	①	②	③	④
*24. 我希望像别人那样高兴	①	②	③	④
25. 我感到像个失败者	①	②	③	④
*26. 我感到宁静	①	②	③	④
*27. 我是平静、冷静和镇定自若的	①	②	③	④
*28. 我感到困难成堆，无法克服	①	②	③	④
*29. 我过分忧虑那些无关紧要的事	①	②	③	④
*30. 我是高兴的	①	②	③	④
31. 我的思想处于混乱状态	①	②	③	④
32. 我缺乏自信	①	②	③	④
*33. 我感到安全	①	②	③	④
*34. 我容易作出决定	①	②	③	④
35. 我感到不合适	①	②	③	④
*36. 我是满足的	①	②	③	④
37. 一些不重要的想法缠绕我，并打扰我	①	②	③	④
38. 我是如此沮丧，无法摆脱	①	②	③	④
*39. 我是个稳定的人	①	②	③	④
40. 一想到当前的事情和利益，我就陷入紧张状态	①	②	③	④

注：

1. 状态 – 特质焦虑问卷包括40项，第 1 ~ 20 项为状态焦虑量表，第 21 ~ 40 项为特质焦虑量表。全量表进行 1 ~ 4 级评分，1表示完全没有，2 表示有些；3 表示中等程度或经常；4 表示非常明显或几乎总是如此。分别计算状态焦虑和特质焦虑量表的累加分值，分数越高，焦虑越严重。

2. "＊"表示该项反向计分。

附表8 汉密顿抑郁量表（HAMD）

项目	分数				
1. 抑郁情绪	0	1	2	3	4
2. 有罪感	0	1	2	3	4
3. 自杀	0	1	2	3	4
4. 入睡困难	0	1	2		
5. 睡眠不深	0	1	2		
6. 早睡	0	1	2		
7. 工作和兴趣	0	1	2	3	4
8. 阻滞	0	1	2	3	4
9. 激越	0	1	2	3	4
10. 精神性焦虑	0	1	2	3	4
11. 躯体性焦虑	0	1	2	3	4
12. 胃肠道症状	0	1	2		
13. 全身症状	0	1	2		
14. 性症状	0	1	2		
15. 疑病	0	1	2	3	4
16. 体重减轻	0	1	2		
17. 自知力	0	1	2		
18. 日夜 A. 早	0	1	2		
变化 B. 晚	0	1	2		
19. 人格或现实解体	0	1	2	3	4
20. 偏执症状	0	1	2	3	4
21. 强迫症状	0	1	2		
22. 能力减退感	0	1	2	3	4
23. 绝望感	0	1	2	3	4
24. 自卑感	0	1	2	3	4

注： 汉密顿抑郁量表有17项、21项和24项等三种版本。本书采用24项版本。HAMD项目采用0~4级的五级评分法，0表示无；1表示轻度；2表示中度；3表示重度；4表示极重度。总分越高，抑郁程度越重；反之，总分越低，抑郁程度越轻。按照 Davis JM 的划分标准，总分>35分，可能为严重抑郁；总分>20分，可能为轻或中度抑郁；总分<8分，则没有抑郁症状。

附表9 老年抑郁量表（GDS）

项目	回	答
*1. 你对生活基本上满意吗	是	否
2. 你是否放弃了许多活动和兴趣	是	否
3. 你是否觉得生活空虚	是	否
4. 你是否感到厌倦	是	否

项目	回	答
*5. 你觉得未来有希望吗	是	否
6. 你是否因为脑子里一些想法摆脱不掉而烦恼	是	否
*7. 你是否大部分时间精力充沛	是	否
8. 你是否害怕会有不幸的事落在你头上	是	否
*9. 你是否大部分时间感到幸福	是	否
10. 你是否常感到孤立无援	是	否
11. 你是否经常坐立不安、心烦意乱	是	否
12. 你是否愿意呆在家里而不愿去做些新鲜的事	是	否
13. 你是否常常担心未来	是	否
14. 你是否觉得记忆力比以前差	是	否
*15. 你觉得现在活着很惬意吗	是	否
16. 你是否常感到心情沉重、郁闷	是	否
17. 你是否觉得像现在这样活着毫无意义	是	否
18. 你是否总是对过去的事忧愁	是	否
*19. 你觉得生活很令人兴奋吗	是	否
20. 你开始一件新的工作很困难吗	是	否
*21. 你觉得生活充满活力吗	是	否
22. 你是否觉得你的处境已毫无希望	是	否
23. 你是否觉得大多数人比你强得多	是	否
24. 你是否常为些小事担心	是	否
25. 你是否常觉得想哭	是	否
26. 你集中精力有困难吗	是	否
*27. 你早晨起来很快活吗	是	否
28. 你希望避开聚会吗	是	否
*29. 你做决定很容易吗	是	否
*30. 你的头脑像往常一样清晰吗	是	否

指导语：选择最切合您最近 1 周来的感受的答案

注：

老年抑郁量表以 30 个条目代表了老年抑郁的核心，包含了以下症状：情绪低落、活动减少、易激惹、退缩、痛苦的想法，对过去、现在与将来的消极评价。每个条目都是一句话，被试者以"是"或者"否"回答，30 个条目中 20 个正向计分，"是"代表抑郁存在，10 个带"*"的条目反向计分，"否"代表抑郁存在。每项表示抑郁的回答得 1 分。量表的临界值仍然存在着疑问，用于一般筛查目的时建议采用：总分为 0 ~ 10 分，属正常；11 ~ 20 分，为轻度抑郁；21 ~ 30 分，则为中重度抑郁。

附表 10　简易智力状态检查量表（MMSE）

项目	正确	错误
1. 今年的年份	1	5
2. 现在是什么季节	1	5
3. 今天是几号	1	5
4. 今天星期几	1	5
5. 现在是几月份	1	5
6. 你能告诉我现在我们在哪里	1	5
7. 你住在什么区（县）	1	5
8. 你住在什么街道	1	5
9. 我们现在在第几楼	1	5
10. 这里是什么地方	1	5

11. 现在我要说三种物品的名称，在我讲完之后，请你复述一遍（请仔细说清楚每一种物品 1 秒钟）。"皮球"、"国旗"、"树木"，请你把这三样东西说一遍（以第一次答案计分）

	对	错	拒绝回答
皮球————	1	5	9
国旗————	1	5	9
树木————	1	5	9

12. 现在请你从 100 减去 7，然后将所得的数目再减去 7，如此一直计算，把每个答案告诉我，直到我说"停"为止（若错了，但下一个答案是对的，只记一次错误）

	对	错	说不会做	其他原因不做
93————	1	5	7	9
86————	1	5	7	9
79————	1	5	7	9
72————	1	5	7	9
65————	1	5	7	9

停止

13. 现在请你告诉我，刚才我要你记住的三样东西是什么

	对	错	说不会做	拒绝回答
皮球————	1	5	7	9
国旗————	1	5	7	9

项目	正确		错误
树木———	1	5	7

14. 请问这是什么（评估者手指手表）

	对	错	拒绝回答
手表———	1	5	9

请问这是什么（评估者手指铅笔）

	对	错	拒绝回答
铅笔———	1	5	9

15. 现在我说句话，请你清楚地复述一遍，"44 只石狮子"（只能说一遍，咬字清楚的的计 1 分）。

	正确	不清楚	拒绝回答
44 只石狮子———	1	5	9

16. 请照卡片上的要求做（评估者把写着"闭上你的眼睛"大字的卡片交给被评估者）

	有	没有	说不会做	拒绝	文盲
闭眼睛	1	5	7	9	8

17. 请用右手拿这张纸，再用双手把纸对折，然后将纸放在你的大腿上

	对	错	说不会做	拒绝
用右手拿纸———	1	5	7	9
把纸对折———	1	5	7	9
放在大腿上———	1	5	7	9

18. 请你说一句完整的有意义的句子（句子必须有主语、动词），记录所述句子的全文

句子符合标准———	1
句子不符合标准———	5
不会做———	7
拒绝———	9

19. 照这张图把它画出来（对：两个五边形的图案，交叉处形成个小四边形）

对———	1
错———	5
说不会做———	7
拒绝———	9

注：该量表共 19 项，30 个问题。回答或操作正确为 1 分，满分 30 分。总分范围为 0～30 分，其与被试者受教育的程度有关。

附表 11　APGAR 家庭功能评估量表

项目	经常	有时	很少

1. 当我遇到困难时，可以从家人处得到满意的帮助

　　补充说明：（A – adaptation 适应）

2. 我很满意家人与我讨论各种事情以及分担问题的方式

　　补充说明：（P – partnership 共处）

3. 当我希望从事新的活动或发展时，家人能接受并给予帮助

　　补充说明：（G – growth 成长）

4. 我很满意家人对我表达情感的方式以及对我愤怒、悲伤等情绪的反应

　　补充说明：（A – affection 情感）

5. 我很满意家人与我共度美好时光的方式

　　补充说明：（R – resolve 解决）

注：APGAR 量表根据相关评估项目出现的频度计分，2 分表示"经常"，1 分表示"有时"，0 分表示"很少"。APGAR 结果判断：总分 7～10 分家庭功能无障碍，总分 4～6 分家庭功能轻度障碍，总分 0～3 分家庭功能严重障碍。

参考答案

第一章

1. C 2. C 3. A 4. B 5. E 6. C

第二章

1. D 2. D 3. E 4. D 5. B 6. D

第三章

1. E 2. C 3. C 4. A 5. A

第四章

1. E 2. A 3. C 4. C 5. E 6. E 7. A

第五章

1. A 2. A 3. D 4. A 5. A 6. C 7. B 8. C 9. B 10. D 11. B 12. B

第六章

1. B 2. A 3. C 4. B 5. B 6. E 7. C 8. D 9. D 10. B

第七章

1. C 2. C 3. D 4. C 5. D 6. C 7. B 8. E 9. D

第八章

1. B 2. B 3. B 4. D 5. D 6. B 7. B 8. C 9. B 10. A 11. C 12. D 13. D

14. E 15. C 16. D 17. A 18. C 19. B 20. B

第九章

1. E 2. A 3. B 4. A 5. D 6. B 7. D

参 考 文 献

[1] 夏晓萍.老年护理学［M］.北京：人民卫生出版社，2004.7.

[2] 田民，张培生.老年护理学［M］.杭州：浙江科学技术出版社，1997.9.

[3] 邵子明.老年护理学［M］.北京：高等教育出版社，2004.1.

[4] 袁爱娣.老年护理［M］.北京：中国科学技术出版社，2010.1.

[5] 孙建萍.老年护理［M］.2版.北京：人民卫生出版社，2005.10.

[6] 张小燕.老年护理［M］.2版.北京：人民卫生出版社，2008.1.

[7] 陶莉，董翠红.老年护理学［M］.北京：中国医药科技出版社，2009.8.

[8] 吴丽文，史学敏.老年护理［M］.2版.北京：科学出版社，2007.12.

[9] 邱淑珍.老年护理［M］.北京：人民军医出版社，2010.4.